AF653893

संजीवनी बूटी

तुलसी

(घर बैठे चिकित्सा के लिये एक अनूठी पुस्तक)

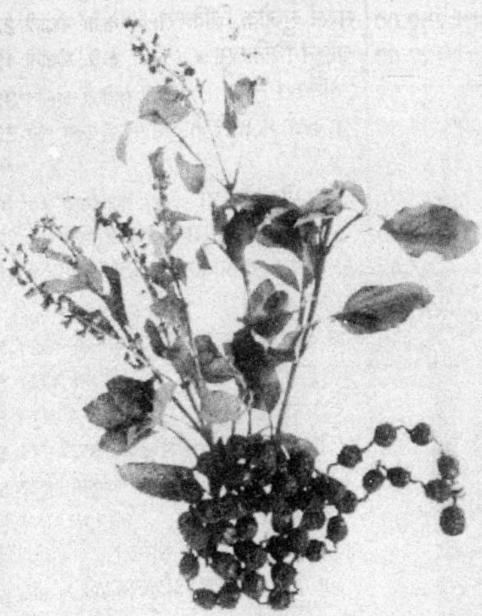

:: लेखिका ::

डॉ. श्रीमती राजकुमारी गुप्ता

(प्राकृतिक चिकित्सक)

बी.ए. (गृहविज्ञान), एम.ए., NDDY

:: वितरक ::

P·B·D पापुलर बुक डिपो जयपुर

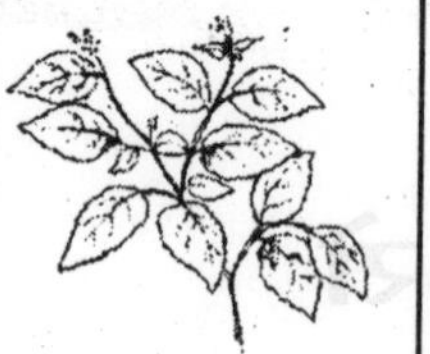

:: प्रकाशक ::
नारायण प्रकाशन
जी–1, एस.एस. टॉवर, धामाणी गली,
चौड़ा रास्ता, जयपुर–302 003
Phone: 0141-2325965; M: 98290-89555
email: pbdjpr@rediffmail.com
www.pbdbooks.com

© प्रकाशक
ISBN : 81-86098-70-4
मुद्रक : शीतल प्रेस, जयपुर

डिस्कवर हैल्थ

स्वास्थ्य के प्रति जागरूक पाठकों को
हमारी एक अनुपम भेंट

डिस्कवर हैल्थ

एक प्रति
मात्र 6/-

त्रिवार्षिक शुल्क : 200/-
आजीवन सदस्यता : 600/-

आपकी
अपनी
मासिक
स्वास्थ्य
पत्रिका

इस पुस्तक को प्रकाशित करने में प्रकाशक द्वारा पूर्ण सावधानी रखी गई है। फिर भी रह गई किसी त्रुटि के लिए प्रकाशक एवं लेखक जिम्मेदार नहीं होंगे। यह पुस्तक पाठकों की केवल जानकारी हेतु है। प्राकृतिक उपचार की कोई भी विधि चिकित्सक प्रभारी के निर्देश व देख–रेख में ही करें। किसी भी परिवाद के लिए न्यायिक क्षेत्र जयपुर ही होगा।

कोई भी व्यक्ति, डिस्ट्रीब्यूटर अथवा कोई भी फर्म, इस पुस्तक को खरीदने से पहले उपर्युक्त मापदण्ड अच्छी तरह से जाँच ले। उपर्युक्त मापदण्ड सही नहीं पाये जाने पर वह पुस्तक नकली (अनुलिपी) करार दी जाएगी व ऐसी पुस्तक को क्रय या विक्रय करना भारतीय कॉपीराइट एक्ट के अंतर्गत कानूनन अपराध है। इस चेतावनी का उल्लंघन करने वाला व्यक्ति कानूनी तौर पर समस्त हर्जे–खर्चेव हानि का स्वयं जिम्मेदार होगा। अतः कोई भी सज्जन इस पुस्तक का नाम, टाइटल, डिजाइन, चित्र, विषय–वस्तु व पाठ्य–सामग्री आदि को आंशिक या पूर्ण रूप से तोड़–मरोड़ कर एवं किसी भी अन्य भाषा में छापने व प्रकाशित करने का साहस न करें।

लेखिका की ओर से

तुलसी एक अत्यन्त उपयोगी महौषधि है। केवल धार्मिक दृष्टि से ही नहीं अपितु इसका वैज्ञानिक आधार है। आधुनिक रसायन शास्त्री, आयुर्वेदिक वैद्य, एलोपैथी चिकित्सक आदि ने तुलसी के गुणों को माना है। घर के अन्दर हवा को शुद्ध रखने के लिए तुलसी के पौधे गमले में लगाने चाहिये। तुलसी सामान्य वनस्पति होते हुए भी छोटे-बड़े दुस्साध्य रोगों के लिए रामबाण औषधि है। इसी कारण यह पूज्य मानी जाती है। केवल शारीरिक दृष्टि से ही नहीं अपितु आध्यात्मिक दृष्टि से भी यह लाभकारी सिद्ध हुई है। इसीलिए हर धर्म, समाज व देश-विदेशों में इसको उच्च स्थान प्राप्त हुआ है।

इस पुस्तक के माध्यम से तुलसी के द्धारा सरलतापूर्वक बहुत-से रोगों की चिकित्सा की जा सकी है। इस पुस्तक द्धारा आप तुलसी के गुणों को जानेंगे और स्वयं रोगों का इलाज कर सकेंगे।

—राजकुमारी गुप्ता

अनुक्रमणिका

संजीवनी बूटी—तुलसी

तुलसी को भारतीय संस्कृति में पवित्र एवं पूज्य माना जाता है। तुलसी के पौधे से प्रायः सभी भारतीय परिच्क्ति हैं। यह भारतवर्ष में बहुतायत में पाया जाने वाला एक अनोखा और अद्‌भुत पौधा है जिसमें लगभग सभी रोगों को दूर करने की विलक्षण शक्ति है। यह पर्यावरण को शुद्ध करने वाला तथा औषधि गुणों से परिपूर्ण और धार्मिक आस्था का प्रतीक है इसलिए इस वनस्पति का भारतीय धर्म-संस्कृति में उच्च, पवित्र और महत्त्वपूर्ण स्थान है। तुलसी घरेलू चिकित्सा की एक महत्त्वपूर्ण अमृत बूटी है।

रासायनिक संगठन

तुलसी में एक प्रकार का पीला उड़नशील तेल पाया जाता है। जिसकी मात्रा एवं संगठन स्थान व समय के अनुसार बदलते रहते हैं। 0.1 से 0.4 प्रतिशत तक तेल पाया जाना सामान्य बात है। इस तेल में लगभग 71 प्रतिशत यूजीनॉल, 20 प्रतिशत यूजीनॉल मिथाइल ईथर तथा 3 प्रतिशत कार्बारोल होता है। तुलसी में अनेकों जैव- सक्रिय रसायन पाए गए हैं। जिनमें टेनिन, सैवोनिन, ग्लाइकोसाइड और एल्केलाइड्स प्रमुख हैं। तुलसी के बीजों में हरे-पीले रंग का तेल लगभग 17.8 प्रतिशत की मात्रा में पाया जाता है। इसके घटक हैं—सीटोस्टेरॉल, अनेकों वसा, अम्ल मुख्यतः पालमिटिक, स्टीयरिक, ओलिक, लिनोलिक और लिनोलोनिक अम्ल। तुलसी के तेल के अलावा बीजों में श्लेष्म प्रचुर मात्रा में होता है। इस म्युसिलेज के प्रमुख घटक हैं—पेंटोरस, हेक्जा यूरोनिक अम्ल और राख। राख लगभग 0.2 प्रतिशत होती है। तुलसी मंगल ग्रह व वृश्चिक राशि द्वारा प्रभावित मानी जाती है।

गुण-धर्म—तुलसी उष्ण वीर्य, लघु, रूक्ष, कटु तिक्त रुचिकर, रसवाली, हल्का, तीक्ष्ण, तीखी चरपरी, कड़वी, सुगन्धित, लघु दीपक, गरम और त्रिदोषनाशक होती है। तुलसी दल एक उत्कृष्ट रसायन है इसके बीज स्निग्ध तथा शीतल होते हैं। यह कृमिनाशक, कफ, वातशामक, दीपन-पाचन, अनुलोमक, स्वेदकारक, ज्वरहारी, रक्त-शोधक, हृदयोत्तेजक तथा दुर्गन्धनाशक है। श्वास, कांस, अरुचि, गुल्म, अग्नि- मांद्य तथा क्षय रोग नाशक है। इससे जुकाम, अंग मर्द, विषम ज्वर, अरुचि में लाभ होता है। इसके बीच शक्तिप्रदायक एवं मूत्रल होते हैं। यह खाँसी, श्वास की अनेक स्थितियों में भी गुणकारी हैं। यह अग्निदीपक, हृदय के लिए हितकर, चक्षुष्य, दाह, पित्त वृद्धिकर, मूत्रकृच्छ, कोढ़, रक्त विकार, पसली पीड़ा नाशक है।

काली तुलसी—सफेद दाग दूर करती है। शीत स्निग्ध, कफ एवं ज्वरनाशक है। यह वायु, कफ, खाँसी, सूजन, क़ै, कृमि, चर्मरोग, मूत्र सम्बन्धी रोग नष्ट करती है। यह हृदय के लिए हितकर है।

तुलसी की जड़ तथा पत्ते ज्वर में उपयोगी हैं। वीर्यदोष में बीज उत्तम हैं। तुलसी की चाय से ज्वर, आलस, सुस्ती तथा वातपित्त विकार दूर होता है, भूख बढ़ती है। तुलसी के रस से जठराग्नि प्रदीप्त होती है। तुलसी किडनी की कार्यशक्ति को बढ़ाती है। रक्त में स्थित कोलेस्ट्रोल को नियमित करती है। नित्य सेवन से एसीडिटी जाती है।

भाव प्रकाश में कहा गया है कि तुलसी पित्तनाशक, वात, कृमि तथा दुर्गन्धनाशक है, पसली दर्द, अरुचि, खाँसी, श्वास, हिचकी आदि विकारों को जीतने वाली है। यह हृदय के लिए हितकर, उष्ण तथा अग्नि दीपक है एवं मूत्र विकार, रक्त विकार, पार्श्व शूल को नष्ट करने वाली है।

महर्षि चरक तुलसी के गुणों का वर्णन करते हुए कहते हैं कि तुलसी हिचकी, खाँसी, विष, श्वास रोग और पार्श्व शूल को नष्ट करती है। यह पित्त कारक, कफ- वातनाशक, तथा शरीर एवं भोज्य पदार्थों की दुर्गन्ध दूर करती है।

कपूर तुलसी—कपूर तुलसी की बेल होती है पौधा नहीं। तुलसी की यह जाति पूर्वी अफ्रीका से हमारे देश में आई है। इससे कपूर निकाला जाता है। कुछ समय इसके तेल को सुरक्षित रखने या सुखाने से यह तेल स्फटिकारक हो जाता है। इसे कपूर कहते हैं। इसमें तारपीन भी होता है। इससे सुगन्धित तेल भी निकाला जाता है।

आजकल कश्मीर, उत्तरप्रदेश व पश्चिमी बंगाल, महाराष्ट्र, मैसूर, मद्रास, केरल आदि स्थानों में इसकी खेती की जा रही है। इसकी खेती के लिए लगभग 1000 मीटर ऊँचाई तक के स्थान उपयुक्त हैं। उत्तर प्रदेश में तराई का इलाका इसकी खेती के लिए बहुत उपयुक्त है।

कपूर अनेकों औषधियों, पूजा, आरती में प्रयुक्त होता है। भारत में इसकी वार्षिक खपत लगभग 40,000 क्विंटल या इससे भी अधिक है। कपूर का हमें आयात भी करना पड़ता है। इस जाति की तुलसी की खेती करके आयात कम किया जा सकता है।

तुलसी धार्मिक दृष्टि से

समस्त भारत में तुलसी 'देव-वनपति' के रूप में पूज्य है। हिन्दू घरों में तुलसी के पौधे को बड़ी आस्था, श्रद्धा, विश्वास तथा आदर के साथ लगाया जाता है। हिन्दू के घर-आँगन में तुलसी-क्यारे का होना घर की शोभा, घर के संस्कार, पवित्रता तथा धार्मिकता व हिन्दू संस्कृति का प्रतीक माना जाता है। कई घरों में एक ऊँचे व बड़े चबूतरे में इसे लगाया जाता है। इस स्थान को 'तुलसी वृन्दावन' कहते हैं। भारत में तुलसी का पौधा अत्यन्त पूजनीय माना जाता है। लोग इसे घर के अन्दर, बाग-बगीचे, मन्दिरों, सड़क के किनारे, लॉन में लगाते हैं।

सुप्रभात बेला में दैनिक क्रियाओं व स्नानादि से निवृत्त होकर, स्वच्छ पवित्र वस्त्र धारण करके, सौभाग्य चिह्न धारण करके, अंत:करण में प्रभात की पवित्रता और स्नेहिल भावों से स्त्रियाँ विधिवत् इसकी पूजा-अर्चना व जल-सिंचन करती हैं। आँचल फैलाकर प्रणाम करके परिवार के स्वजनों के लिए सुख, शान्ति और समृद्धि की प्रार्थना करती हैं। दिन ढलने की बेला में दिन भर की थकान को भूलकर आनन्द और उल्लास के साथ पुन: तुलसी के क्यारे में श्रद्धा के घी

में भक्ति की बाती बनाकर दीप प्रज्वलित करती हैं। दिव्य प्रकाश में झिलमिलाते चेहरे पर तुलसी के प्रति अपार भक्ति व्यक्त करती हुई उससे अखण्ड सौभाग्य की कामना करती हैं। इस सन्नारी का चेहरा तुलसी के समान ही पवित्र और सुकुमार दिखाई देता है।

तुलसी की वंदना करके अहोभाव और आह्लाद से पुलकित हो पुन: गृह-कार्य में लग जाती हैं। पतिव्रता स्त्रियाँ अपना चरित्र तुलसी जैसा बनाने में ही अपना जीवन सार्थक मानती हैं। इसीलिए विनम्र भाव से कहती हैं कि "मैं तुलसी तेरे आँगन की।" तुलसी का बिरवा जिस आँगन में लहलहाता है उस घर की पवित्रता, समृद्धि, स्वास्थ्य, आध्यात्मिक शोभा व चमक से भर जाती है। तुलसी वाले घर-आँगन को तीर्थ के समान पवित्र माना जाता है, क्योंकि वहाँ रोग, शोक, भय, वहम, व्याधियाँ घुस नहीं पातीं और वहाँ के रहने वाले अकाल मृत्यु के पंजे से बचे रहते हैं। कहते हैं कि तुलसी के पत्ते-पत्ते और रेशे-रेशे में देवता (सद्‌गुण) निवास करते हैं। इसलिए देवताओं की उपासना (सद्‌गुण ग्रहण) करते हुए तुलसी का रोज सेवन करना चाहिये। जिस आँगन में तुलसी का पौधा होता है वहाँ रोगरूप यम के दूत (मलेरिया के मच्छर तथा दूसरे प्राणनाशक मच्छर अथवा रोगोत्पादक कीटाणु) नहीं आ सकते। जहाँ तुलसी के पौधे झुण्ड-के-झुण्ड होते हैं वहाँ लक्ष्मी वास करती है तथा वहाँ की धरती गंगाजल के समान शुद्ध व पवित्र होती है।

तुलसी की उपयोगिता

- ❑ तुलसी अस्वास्थ्यकर भोजन के प्रभाव को समाप्त करती है और भोजन पचाने में सहायता करती है। किसी भी भोजन के साथ इसे खाया जा सकता है।
- ❑ सूर्य ग्रहण या चन्द्र ग्रहण के समय जब खाने का निषेध रहता है तब खाद्य वस्तुओं में इसे डालकर, मान लिया जाता है कि खाद्य वस्तुएँ विकृत नहीं हुई हैं। तुलसी में विद्युत शक्ति होने से ग्रहण के समय सौर मण्डल की विनाशकारी गैसों और सूर्य व चन्द्र से निकलने वाली हानिकारक किरणों का प्रभाव खाद्य पदार्थों पर वह नहीं होने देती।
- ❑ मृत व्यक्ति के पास तुलसी का पौधा रखने की परम्परा के पीछे भी यही रहस्य जान पड़ता है। मृत्यु से पहले मृतक के मुँह में मुक्ति का साधन समझ कर तुलसी व गंगाजल डालने का विधान है तथा मृत्योपरान्त भी चिता में तुलसी की लकड़ी से दहन किया जाता है जिससे वह मोक्ष को प्राप्त हो व पुनर्जन्म न हो।
- ❑ तुलसी रक्तक्षीणता की अकसीर दवा है। इसके नियमित सेवन से रक्त कण (हीमोग्लोबीन) में अत्यन्त तेजी से वृद्धि होती है तथा दिन भर स्फूर्ति बनी रहती है। रोग-प्रतिकारक शक्ति का विकास होता है। नियमित सेवन से वृद्ध व्यक्ति भी दुर्बलता का अनुभव नहीं करते, उनकी रोग-निरोधक शक्ति बढ़ती है।
- ❑ तुलसी के नियमित सेवन से टूटी हुई हड्डियाँ अत्यन्त शीघ्रता से जुड़ जाती हैं।
- ❑ तुलसी की लकड़ी को खराद कर कैंची से काट कर छोटे-छोटे टुकड़े कर लें, सुई से छेद करके माला बनायें। ये सोने-चाँदी में भी बनवा सकते हैं।

- तुलसी का नाम वृन्दा भी है अर्थात् विद्युत शक्ति। तुलसी के डाल की लकड़ी की माला, पायजेब, करधनी, गजरे और कण्ठी पहनने का रिवाज सदियों से चला आ रहा है। इसको लगातार गले में पहनने से आवश्यक एक्यूप्रेशर बिन्दु पर प्रेशर होता है, संक्रामक रोगों से रक्षण मिलता है तथा कीटाणु पास नहीं आते तथा शरीर में तंदुरुस्ती की लहर दौड़ने लगती है तथा दीर्घायु प्राप्त होती है। शरीर निर्मल, रोगमुक्त व सात्विक बनता है। तुलसी शरीर की विद्युत संरचना को सीधे प्रभावित करती है और शरीर की विद्युत को बनाये रखती है तथा शरीर की विद्युत-शक्ति समाप्त नहीं होती। गले में माला पहनने से बिजली की लहरें निकल कर रक्त-संचार में रुकावट नहीं आने देतीं। प्रबल विद्युत-शक्ति के कारण धारक के चारों ओर चुम्बकीय मण्डल विद्यमान रहता है। शरीर में विद्युत शक्ति का प्रवाह बढ़ता है तथा जीव कोशों द्वारा उनको धारण करने की सामर्थ्य में वृद्धि होती है। तुलसी माला धारक को आकर्षण और वशीकरण प्रभाव प्रदान करती हैं। कलाई में तुलसी का गजरा पहनने से नब्ज नहीं छूटती, हाथ सुन्न नहीं होते, भुजाओं का बल बढ़ता है। कमर में तुलसी की करधनी पहनने से पक्षाघात नहीं होता, कमर, जिगर, तिल्ली, आमाशय और यौनांग के विकार नहीं होते हैं। गले में तुलसी की कण्ठी पहनने से आवाज़ सुरीली निकलती है तथा गले के रोग नहीं होते और मुखड़ा गोरा गुलाबी रहता है। हृदय पर झूलने वाली तुलसी माला फेफड़ों और हृदय के रोगों से बचाती है। स्वभाव में सात्विकता लाने वाला केवल यही पौधा है।
- तुलसी की माला फेरने (ईश्वर की स्तुति करने) से आवश्यक एक्यूप्रेशर बिन्दु पर प्रेशर पड़ता है जिसके कारण मानसिक तनाव ठीक रहता है।
- इन्हें दिखावा या पाखण्ड न समझें, क्योंकि तुलसी की लकड़ी में संजीवनी शक्ति है जो बिजली की तरह रोम-रोम में जवानी भर देती है। तुलसी के प्रयोग पर बल देने के लिए धार्मिक कथाएँ रची गई हैं। पाखण्ड छोड़कर इसके वैज्ञानिक महत्त्व को समझना चाहिये। तुलसी केवल शाखा व पत्तों का ढेर नहीं बल्कि आध्यात्मिक शक्ति का प्रतीक है।
- तुलसी के आगे खड़े होकर पढ़ने, विचारने, दीप जलाने और पौधे की परिक्रमा करने से दसों इन्द्रियों के विकार दूर होकर मानसिक चेतना मिलती है।
- प्रात:-सायंकाल तुलसी के आगे धूप-दीप जलाने से नयनों की ज्योति बढ़ेगी, श्वास के कष्ट मिटेंगे तथा तुलसी से उड़ने वाला तेल अदृश्य रूप से आपको कांति, ओज और शक्ति से भर देगा।
- तुलसी के सेवन से व इसके सान्निध्य में रहने से मन में बुरे विचार नहीं आते।
- तुलसी के सेवन से क्रोधावेश एवं कामोत्तेजना का शमन होता है।
- तुलसी का पौधा उच्छ्वास में स्फूर्तिप्रद ओज़न वायु छोड़ता है जिसमें ऑक्सीजन के दो के स्थान पर तीन परमाणु होते हैं। तुलसी का पौधा दिन-रात ऑक्सीजन देता है और वायु प्रदूषण दूर करता है।

- पुराने समय में लोग मकान बनवाते समय मकान की नींव में एक घड़े के अन्दर हल्दी से रंगे कपड़े में तुलसी की जड़ रखते थे, जिसके प्रभाव से उस घर पर बिजली गिरने की आशंका बिल्कुल नहीं रहती थी।
- पवित्र जगह पर मंदिर या मकान के पूर्वी-दक्षिणी दिशा के किनारे के कोने पर तुलसी लगाना श्रेष्ठ होता है। पूर्व दिशा से सूर्य की प्रथम किरण तुलसी पर पड़े। पवित्रता की दृष्टि से मन्दिर में दक्षिण दिशा की ओर तुलसी पूजन का स्थान श्रेष्ठ है।
- सुबह जल्दी उठकर, नहाकर, स्वच्छ आसन पर तुलसी के पौधे के अत्यन्त निकट इस प्रकार बैठिए कि उसकी पत्तियाँ, मंजरियाँ और तने से निकलने वाली गंध आपकी साँसों में प्रविष्ट हो और आपकी सम्पूर्ण चेतना को आह्लाद से भर दे। इसके बाद गहरी साँस लेकर प्राणायाम करें और गंध को यथाशक्ति अधिक मात्रा में साँस के द्वारा नाक में प्रविष्ट होने दें। इस सुगंधित रासायनिक वायु को शरीर के अन्दर जितनी गहराई तक जा सके जाने दें। तुलसी की इस गंध को अपने रक्त की एक-एक बूँद में समा जाने दें। यह दिव्य गंध व रोगनाशक वायु शरीर में प्रविष्ट होकर रक्त को शुद्ध करती है। रोग के समस्त कीटाणुओं को नाश करके शरीर को बलवान, बुद्धिवान, तेजस्वी, वीर्यवान, कांतिवान बनाकर मन प्रसन्न कर नवजीवन प्रदान करेगी। सौन्दर्य, स्वास्थ्य, तेज व ओज की वृद्धि होती है। फिर सौंदर्यवान व आयुष्मान बनने के लिए बाह्य प्रसाधनों व उपचारों का सहारा नहीं लेना पड़ेगा।
- तुलसी के पौधे की निराई, गुड़ाई, सिंचाई अपने हाथों से करें, इससे चर्म रोगों का डर नहीं रहता। हाथ-पैरों का एग्जीमा, दाद, छाजन आदि अपने-आप जाते रहेंगे।
- सुबह नहा-धोकर केवल एक धोती पहन कर या लपेट कर तुलसी की परिक्रमा करके उस दिशा में खड़े हों जिधर से हवा तुलसी को छूकर आपको लगे। इससे नारी-पुरुष सन्तान पा लेते हैं, क्योंकि यह हवा यौनांग के विकार मिटाकर उन्हें पुष्ट और सबल बनाती है।
- तुलसी के बगीचे में बैठें, लेटें, खेलें, व्यायाम करें, पढ़ें—इससे दीर्घायु मिलेगी। सुख-वैभव पाने के लिए उत्साह मिलेगा। तुलसी कवच का काम करेगी।
- तेल, साबुन, क्रीम, उबटन में तुलसी दल व तुलसी के रस का प्रयोग तन-बदन को निरोग, सुवासित, चैतन्य और कांतिमय बनाता है।
- लगभग सभी शास्त्रों में तुलसी की सुगन्ध व गुणों का सुन्दर वर्णन किया गया है। प्राचीनकाल में सुगंधित वस्तुओं का उपयोग करते समय स्वास्थ्य-लाभ का विशेष ध्यान रखते थे तथा किसी तरह की शारीरिक, मानसिक हानि न होने पाये। आधुनिक युग में अनेक प्रकार के कृत्रिम एवं हानिकारक सुगन्धित पदार्थों का प्रचलन हो रहा है, किन्तु फिर भी तुलसीगण का पौधा बर्बरी तो आज भी परफ्यूमरी में बहुत पसन्द किया जा रहा है।
- पश्चिमी देशों में कई प्रकार से इसका भोजन में बहुतायत में उपयोग किया जाता है। तुलसी के पत्तों का चूर्ण व रस-सूप, अचार, चटनी, शराब आदि में सुगन्ध व स्वाद बनाने के लिए प्रयोग किया जाता है।

- ☐ जीरे के स्थान पर सब्जी, पुलाव आदि में तुलसी रस के छींटे देने से पौष्टिकता और महक में दस गुना वृद्धि हो जाती है।
- ☐ तेज पत्ता की जगह शाक-सब्जियों आदि में तुलसी दल डालने से मुखड़े पर आभा, आँखों की रोशनी और वाणी में तेजस्विता आती है।
- ☐ तुलसी की गिनती गर्म तासीर वाले मसालों व सब्जी के साथ की जाती है।
- ☐ तुलसी में सजीव पारा होता है जो शारीरिक रसायन शाला को शक्तिशाली बनाता है।
- ☐ तेज व तीखे स्वाद वाली तुलसी मूलतः भारत में पाई जाती है। यह ताजा या सुखाकर इस्तेमाल की जाती है। इसके पत्तों का स्वाद कुछ-कुछ लौंग जैसा होता है। तुलसी का सत्व तनाव को दूर करता है और कटने-छिलने में एंटीसेप्टिक का काम करता है।
- ☐ तुलसी के पत्ते पान का प्रतिनिधि द्रव्य बन सकते हैं। तुलसी उपलब्ध न होने पर उसके स्थान पर पान का रस, पत्ता आदि काम में लिया जा सकता है।

सावधानियाँ

- ☐ तुलसी की प्रकृति गर्म है इसलिए गर्मियों में इसे कम मात्रा में लें। दही या एक गिलास छाछ के साथ सेवन करने से इसके उष्ण गुण कम हो जाते हैं। (स्त्रियाँ 2 से 5 पत्तियों की चटनी हमेशा छाछ या दही के साथ ही लें।)
- ☐ तुलसी को अंधेरे में तोड़ने से शरीर में विकार आ सकते हैं, क्योंकि अन्धकार में इनकी विद्युत लहरें प्रखर हो जाती हैं।
- ☐ तुलसी के सेवन के बाद दूध भूल कर भी न पीयें, इससे चर्म रोग हो सकते हैं।
- ☐ तुलसी दल या तुलसी रस कार्तिक महीने में यदि ले रहे हैं तो उसके बाद पान न खायें। दोनों गर्म हैं और कार्तिक में रक्त संचार भी प्रबलता से होता है। इसलिए कार्तिक माह में तुलसी खाने के बाद पान खाने से परेशानी में पड़ सकते हैं।
- ☐ तुलसी रस को गर्म करना हो तो शहद का उपयोग बिल्कुल न करें। शहद को गर्म करके या गर्म पदार्थों के साथ कभी न लें। गर्म किया हुआ शहद विष तुल्य सिद्ध होता है। रोगहर औषधि के साथ सम्भवतः पुराना शहद और पोषण या रसायन गुण के लिए नया शहद लें। पका हुआ शहद त्रिदोष शामक है जबकि कच्चा शहद त्रिदोषकर है।
- ☐ अर्श के रोगियों को तुलसी और कालीमिर्च का उपयोग एक साथ नहीं करना चाहिये क्योंकि इन दोनों की तासीर गर्म होती है।
- ☐ तुलसी के साथ दूध, मूली, नमक, प्याज, लहसुन, मांसाहार, सभी फल एवं खट्टे पदार्थों का सेवन हानिकारक है।
- ☐ तुलसी को चबाकर नहीं खाएँ (तुलसी की पत्तियाँ दाँतों का स्पर्श न कर पायें), क्योंकि इसका अम्ल दाँतों के एनेमल को खराब कर देता है। यदि पत्ते चबाकर खाये ही हों तो तुरन्त पानी से कुल्ला करके पानी पीयें।
- ☐ तुलसी के पत्तों में से एक प्रकार की विद्युत तरंग निकलती रहती है, जो विद्युत प्रभाव

डालती है, जिसको रेडियो-एक्टिव तत्त्व के नाम से जानते हैं। ये तरंगें या रेडियो-एक्टिव तत्त्व दाँतों के सम्पर्क में आकर दाँतों को नुकसान पहुँचा सकते हैं। कभी-कभी तो दाँतों से खून आना प्रारम्भ हो जाता है एवं पाइरिया जैसी बीमारियों की शिकायत हो जाती है। अत: तुलसी की पत्तियों को चबाना नहीं चाहिये। किसी दूसरे मत के अनुसार तुलसी दल चबाने वाले दाँतों को कीड़ा नहीं लगता।

तुलसी लेने का तरीका व मात्रा

- तुलसी का अधिक लाभ प्रात: भूखे खाली पेट लेने से ही होता है।
- तुलसी के पत्ते का रस रोगी की प्रवृत्ति, शक्ति, व्याधि, आयु, ऋतु के अनुसार घटाया-बढ़ाया जा सकता है।
- मीठे ताजे दही व छाछ का प्रयोग करें। मिलने या अनुकूल न बैठने पर शुद्ध शहद या गुड़ के साथ दें। इसके सेवन के आधे घण्टे तक कोई भी दूसरी वस्तु नहीं खाना चाहिये।
- यह सदा सुलभ रहने वाला पौधा है अत: इसकी पत्तियों को ताजा ही प्रयोग में लाना अधिक गुणप्रद रहता है। यदि तुलसी के हरे पत्ते प्राप्त न हों तो छाया में सुखा कर रखे हुए पत्तों का चूर्ण भी काम में लिया जा सकता है, किन्तु वह हरे पत्तों जितना लाभप्रद नहीं होगा।
- बीज व पंचांग को छाया में सुखाकर सीलन रहित शीतल स्थान में मुँह बन्द डिब्बों में रखना चाहिये। ये एक वर्ष तक गुणप्रद बने रहते हैं तथा इन्हें प्रयोग में ले सकते हैं।
- पत्तियों का सेवन 7 से 15 ग्राम, बीजों का चूर्ण 1-2 ग्राम, पत्तियों का क्वाथ 5 से 15 ग्राम तक ले सकते हैं।

तुलसी को तोड़ने का विधान

- तुलसी को त्रिकाल संध्या अर्थात् सुबह, दोपहर व शाम सन्धिवेलाओं में, अपवित्र स्थान पर (जैसे घर में मृत्यु हुई हो) और अपवित्र समय में तुलसी नहीं तोड़नी चाहिये। पूर्णिमा, अमावस, द्वादशी और संक्रान्ति के दिन तुलसी नहीं तोड़नी चाहिये।
- विष्णु धर्मोत्तर के अनुसार, विष्णु पूजा के लिए द्वादशी को छोड़कर शेष सब दिनों में तुलसी दल तोड़ सकते हैं।
- बिना नहाये ही जो मनुष्य तुलसी को तोड़कर पूजा करता है वह अपराधी होता है और उसकी पूजा निष्फल जाती है। दाहिने हाथ से पत्तों को एक-एक करके तोड़कर साफ बरतन में रखते जाना चाहिये, आवश्यकता के बिना इस उपयोगी पौधे को तोड़कर व्यर्थ नष्ट नहीं करना चाहिये।

वास्तव में यह एक दिव्य गुणमयी, चमत्कारपूर्ण अमृत बूटी है। हर घर-आँगन में बसती है तुलसी, लेकिन इसके बेहिसाब फायदे शायद ही कोई जानता हो। आइये, अब तुलसी का प्रयोग रसोई में काम आने वाले अनेक चीजों के साथ व आयुर्वेदिक जड़ी-बूटियों के साथ प्रयोग में लाकर इसके बेहिसाब फायदों को जानें और उपयोग में लायें और उनसे स्वास्थ्य-लाभ करें।

तुलसी से स्वास्थ्य लाभ

अरुचि व मन्दाग्नि

- ❒ तुलसी के रस में ढाई ग्राम पीपरामूल मिलाकर सेवन करें।
- ❒ तुलसी का सुखाया हुआ पंचांग व कालीमिर्च का चूर्ण बनाकर गर्म पानी के साथ सेवन करने से मन्दाग्नि तथा अन्य उदर विकार दूर होते हैं।
- ❒ तुलसी की पत्ती, जड़, फल, छाल, बीज—इन सबको समान मात्रा में लें, एक भाग कालीमिर्च मिलायें और पीसकर प्रतिदिन 3-4 बार गर्म पानी के साथ लें। मन्दाग्नि का विकार दूर हो जायेगा।
- ❒ तुलसी के बीज, छोटी पीपल 10-10 ग्राम का चूर्ण बना लें। चूर्ण की 1-1 ग्राम मात्रा सुबह-शाम शहद के साथ लेने से अरुचि विकार में लाभ होता है।
- ❒ तुलसी के रस में पीपर का चूर्ण व शहद मिलाकर चाटने से अरुचि दूर हो जाती है। पेट के विकारों को दूर करके पाचन शक्ति व भूख बढ़ाने में यह बहुत लाभकारी है।
- ❒ तुलसी के पत्तों की गर्म-गर्म चाय पिलायें अरुचि, अजीर्ण व आलस्य पसीना बनकर निकल जाते हैं।
- ❒ तुलसी की दो-तीन पत्तियाँ एक गिलास पानी में रात भर के लिए डाल दें, इस पानी को प्रात: पी लें। यह आँतों को साफ करेगा और रक्त को शुद्ध करेगा।
- ❒ तुलसी के पत्तों को पीसकर ताजे जल के साथ भोजनोपरान्त सेवन करने से पाचन शक्ति बढ़ती है और खूब भूख लगती है तथा मन्दाग्नि में लाभकारी है।
- ❒ तुलसी के 20 पत्ते, कालीमिर्च 5 खाने के बाद चबाने से मन्दाग्नि ठीक हो जाती है। यह परीक्षित है।
- ❒ तुलसी व अदरक का रस 1-1 चम्मच, नीबू का रस आधा चम्मच, शहद आधा चम्मच मिलाकर मंदाग्नि और अरुचि होने पर भोजन करने से पहले चाटें।
- ❒ तुलसी व अदरक का 20-20 ग्राम रस मंदाग्नि में दिन में दो बार पीएँ।
- ❒ तुलसी पत्र, सोंठ, कालीमिर्च, दालचीनी, लोंग, पीपल, चीते की छाल, अजमोद, जीरा, जवाखार, इलायची, धनिया, तेजपत्ता, नागकेसर, पाँचों नमक—सब बराबर मात्रा में लेकर कूटछान कर मंदाग्नि होने पर सुबह मट्ठे के साथ 2 ग्राम लें।
- ❒ तुलसी पत्र, सौंठ, जीरा, अनारदाना, पीपल, पीपरामूल, चण्य, चित्रक, दालचीनी, अलबेत, पाँचों नमक—इन सबको बराबर मात्रा में लेकर पीसकर चूर्ण बना लें। भोजन के बाद 2 ग्राम लेने से मन्दाग्नि में लाभ होगा।
- ❒ तुलसी के सूखे पत्ते, सौंठ, दालचीनी, अजवाइन, काला नमक, भुनी हुई हींग, जीरा, बड़ी

इलायची—प्रत्येक दस ग्राम लेकर पीसकर चूर्ण बना लें। पानी के साथ इस चूर्ण का सेवन करने से पाचन शक्ति तेज होती है।

- ❒ तुलसी के पत्तों के रस में कालीमिर्च का चूर्ण मिलाकर शहद के साथ चाटने से मन्दाग्नि दूर होती है।
- ❒ तुलसी के पत्तों के रस में शहद मिलाकर मन्दाग्नि में सेवन करें।
- ❒ तुलसी की मंजरी, सोंठ, पीपल, मुनक्का, लौंग, पान के डण्ठल, दालचीनी, खजूर प्रत्येक 1-1 ग्राम और लोध्र $^1/_2$ ग्राम—इन सबको मिलाकर काढ़ा बना लें। खाने-पीने की अनिच्छा में थोड़ा-थोड़ा दें, लाभ होगा।
- ❒ तुलसी और सहिजन की पत्तियों के 25 ग्राम रस में सेंधा नमक मिलाकर सेवन करने से मन्दाग्नि दूर होकर दस्त साफ आता है।

अजीर्ण

- ❒ तुलसी के पत्तों का रस जठराग्नि को प्रदीप्त करता है। अम्लता, कॉलाइटिस जैसे पाचन-तंत्र की बीमारियों में तुलसी का रस निश्चय ही लाभ देता है।
- ❒ भोजन के बाद तुलसी के ताजे पत्तों को पीसकर पानी मिलाकर पीने से अजीर्ण दूर होता है। नित्य तुलसी के पाँच पत्ते सेवन करने से भोजन शीघ्र पचता है।
- ❒ तुलसी की पत्तियों का रस 10 ग्राम, सोंठ का चूर्ण 10 ग्राम, पुराना गुड़ 20 ग्राम—इन सबको मिलाकर छोटे बेर के बराबर गोलियाँ बना लें। अजीर्ण व मन्दाग्नि होने पर दिन में 3 बार 1-1 गोली ताजे जल से लें।
- ❒ तुलसी के पत्तों में सेंधा नमक डालकर चटनी बना लें। प्रतिदिन 3 बार, 6 ग्राम चाटें, अजीर्ण में लाभ होगा।
- ❒ तुलसी 50 ग्राम, काला नमक 5 ग्राम पीसकर शीशे के गिलास में शर्बत जैसा बनाकर पीयें, अजीर्ण से छुटकारा मिलेगा।
- ❒ तुलसी की पत्तियाँ व कालीमिर्च एक साथ पीसकर गोली बना लें। यह गोलियाँ चूसने से अजीर्ण व हैज़ा में लाभ होगा।
- ❒ तुलसी की 15 पत्तियों को कालीमिर्च के साथ भोजन के बाद चबायें या 15 तुलसी के पत्ते, एक ग्राम सोंठ का काढ़ा नमक मिलाकर पीयें।
- ❒ तुलसी, सौंठ, नमक, मिलाकर पीस लें। आधा चम्मच चूर्ण का सेवन करें।
- ❒ तुलसी के पाँच-छः पत्ते रोज चबाने से अपच, उल्टी, खाँसी व पेट की सभी शिकायतें दूर हो जाती हैं।

अम्लपित्त (जलन, एसीडिटी)

- ❒ तुलसी के रस में वन तुलसी के बीजों का चूर्ण मिलाकर सेवन करने से सभी प्रकार की दाह (जलन) मिट जाती है।

- ❒ तुलसी के पत्तों के काढ़े में शक्कर मिला कर पीने से पित्त-प्रकोपजनित दाह मिटता है।
- ❒ तुलसी पत्र 6 ग्राम चबायें या उसका रस 3 ग्राम का सेवन दिन में 2-3 बार करते रहें। इस प्रयोग से विषैली दवाओं और अशुद्ध रसायनों के प्रभाव से उत्पन्न जलन शान्त हो जाती है।
- ❒ तुलसी के पत्तों के रस व अदरक के रस में समान मात्रा में नीबू का रस मिलाएँ। इसके पीने से पित्त शान्त होता है।
- ❒ तुलसी की मंजरी, सोंठ, पीपल, मुनक्का, लौंग, पान के डण्ठल, दालचीनी, खजूर प्रत्येक 1-1 ग्राम लें, लोध्र 1/2 ग्राम—इन सबका काढ़ा बना लें। अम्लता बढ़ जाने के कारण आमाशय की जलन होने पर पिलायें तथा तृष्णा, जलन ग्लानि तथा त्रिदोष दूर होते हैं। क्वाथ का सेवन दिन में 4 बार करें।
- ❒ पेट, पिंडलियों व छाती में जलन होने पर तुलसी की पत्तियों और देवदार की लकड़ी को चन्दन की तरह घिसकर लेप करने से लाभ होता है।
- ❒ पित्त विकार के कारण शरीर पर लाल चकत्ते पड़ गये हों तो तुलसी के 10 ग्राम बीज आँवले के मुरब्बे के साथ मिलाकर सेवन करने से लाभ होगा।
- ❒ अम्लपित्त में तुलसी की मंजरी, नीम की छाल, कालीमिर्च व पीपल को समान मात्रा में लेकर चूर्ण बनायें। 5 ग्राम चूर्ण प्रात: ताजे पानी के साथ लें।

अधिक प्यास

- ❒ तुलसी के पत्तों को पीसकर, पानी में मिलाकर नीबू का रस, मिश्री या शक्कर मिलाकर पिलाने से किसी भी रोग में अधिक प्यास हो तो प्यास कम हो जाती है।
- ❒ तुलसी की मंजरी, सोंठ, पीपल, द्राक्षा, लौंग, पान का डण्ठल, दालचीनी और छुहारा—ये सभी 12-12 ग्राम लेकर क्वाथ बना लें और थोड़ा-थोड़ा सेवन करें। लाभ होगा।

अनिद्रा

- ❒ तुलसी के 40-50 पत्ते तोड़ लें, एक पता मुँह में रखें, शेष पत्तों को तकिये के दोनों किनारों के नीचे दबा दें और लेट जायें, ज्यों-ज्यों सुगन्ध की लहर नथुनों तक पहुँचेगी नींद आने लगेगी।
- ❒ तुलसी की 12 पत्तियाँ और 6 कालीमिर्च—ये दोनों पीसकर प्रतिदिन 4 बार लेनी चाहिये।
- ❒ तुलसी के पंचांग को छाया में सुखाकर, कूट-पीसकर चूर्ण बनायें। प्रतिदिन पाँच ग्राम चूर्ण ताजे पानी के साथ लेने से अनिद्रा, रक्तदोष, पित्त रोग, प्रमेह में अत्यन्त उपयोगी है।

आँखें

- ❒ श्याम तुलसी के पत्तों का दो-दो बूँद रस 14 दिन तक दिन में कई बार आँखों में डालने से रतौंधी रोग में लाभ होता है। इस प्रयोग से आँखों का पीलापन भी मिटता है।

- तुलसी के पत्तों के रस में शहद मिलाकर आँखों में लगाने से आँखों की लाली, कम दृष्टि व आँख दुखना आदि रोगों में अत्यधिक लाभप्रद है।
- तुलसी के पत्तों का रस दो-दो बूँद दिन में दो बार डालने से आँखों की लाली दूर होती है।
- तुलसीदल का काढ़ा बनाकर उसमें जरा-सी पिसी हुई फिटकरी मिलाकर हल्का गर्म रहने पर रूई के फोहे से पलकें सेंकें, पाँच मिनट बाद फिर सेंके, तीसरी बार सेंकने से आँखों में आई सूजन, खुजली, थकावट गायब हो जायेगी तथा नेत्र-ज्योति बढ़ती है।
- तुलसी के पत्तों का रस आँखों में अंजन की तरह लगाने से नेत्र-ज्योति बढ़ती है।
- कालीमिर्च की ऊपर की छाल निकालकर उसका चूर्ण बनाकर तुलसी के पत्ते के रस में मिलाकर गोलियाँ बना लें। इस गोली को शहद में घिसकर शाम को नेत्रों में लगायें, दो तीन दिन में ही रतौंधी दूर हो जायेगी।
- तुलसी की पत्तियों के साथ एक लौंग पीसकर रस निचोड़ लें। आँखों में रस टपकाने से रोहा, नाखूना, निनावाँ, माँडा आदि रोग दूर होते हैं।
- तुलसी व बेल पत्र का रस समान मात्रा में तथा दोनों के बराबर स्त्री का दूध मिलाकर ताँबे के बर्तन में खरल करें, त्रिफला के चूर्ण को लोहे के बर्तन में पीसकर घी मिलाकर, सबको मिलाकर रात के खाने के बाद नित्य एक मास तक पीने से दृष्टिहीनता दूर होती है।
- तुलसी व बेलपत्र का रस समान मात्रा में लेकर दोनों के बराबर स्त्री का दूध मिलाकर काँसे के बर्तन में लोहे से घोंटें, फिर ताँबे के बर्तन में घोंटें, काजल की तरह हो जाये तो आँखों में लगाने से आँखों के सभी रोग दूर होते हैं।
- तुलसी के पत्ते, भांगरा (भृंगराज), नील, सफेद सरसों, हल्दी—सबको समान भाग लेकर कल्क बनाकर आँख पर लेप करने से आँख के रोगों की वेदना को यह बहुत जल्दी खींच लेता है।
- तुलसी के बीज, रसवंती, आमा हल्दी प्रत्येक 5 ग्राम तथा अफीम 2 ग्राम— सबको ग्वारपाठे के गर्भ में मिलाकर घोंटें। आँखों के चारों तरफ इसका लेप करने से दर्द में लाभ होता है।

आमाशय का दर्द

- तुलसी के पत्तों की चाय बनाकर पीने से आमाशय में होने वाला दर्द ठीक होगा।
- तुलसी की जड़ का चूर्ण पान में डालकर चबाने से आमाशय का रक्तस्राव बन्द हो जाता है।

आँव

- तुलसी के 4-5 ग्राम बीजों का मिश्रीयुक्त शर्बत पीने से आँव तथा अन्य उदर विकार मिट जाते हैं।

- ❐ तुलसी के बीजों का 3 ग्राम चूर्ण फाँक कर गाय का मट्ठा पीने से बहुत लाभ होता है।
- ❐ तुलसी के पंचांग (पत्ता, जड़, फल, फूल, तना) और जायफल का चूर्ण एक साथ सेवन करने से आँव की व्याधि दूर हो जाती है।
- ❐ तुलसी की पत्तियों को चाय की तरह उबाल कर पीने से आँव (पेचिश) बन्द हो जाती है।
- ❐ तुलसी की पत्ती को शक्कर के साथ चबाने से पेचिश दूर हो जाती है।
- ❐ तुलसी पत्र के काढ़े में थोड़ी-सी शक्कर मिलाकर सेवन करने से पेचिश में लाभ होता है।
- ❐ तुलसी की पत्तियों का चूर्ण, भुना हुआ जीरा, सूखे बेल का गूदा, प्रत्येक 5 ग्राम तथा काला नमक दो ग्राम—इन सबका चूर्ण बनाकर, 50 ग्राम दही में 2 ग्राम मिलाकर चाटने से पेचिश, मरोड़, आँव में लाभ होता है।
- ❐ तुलसी की जड़ का चूर्ण देशी शक्कर के साथ खाने से मरोड़ वाला पेचिश ठीक हो जाता है।
- ❐ तुलसी की पाँच सूखी पत्तियाँ, दो ग्राम काला नमक को 50 ग्राम दही में मिलाकर सेवन करने से दस्त और पेचिश में लाभ होता है।
- ❐ तुलसी की सूखी पत्तियों के चूर्ण में भुना हुआ जीरा व काला नमक समान मात्रा में मिलाकर दही या मट्ठे के साथ पेचिश में लें, लाभ होगा।
- ❐ तुलसी के बीज, सूखे बेल का गूदा, बड़ी इलायची के दाने तथा सौंफ—ये सब दो-दो ग्राम लेकर बारीक चूर्ण बनाकर समान मात्रा में 8 पुड़िया बना लें। गाय के दूध की ताजी छाछ में गुड़ मिलाकर 1-1 पुड़िया सुबह-शाम लें।
- ❐ तुलसी की पत्तियाँ, अजवाइन, सेंधा नमक, लहसुन, कालीमिर्च, कपूर—ये सभी समान मात्रा में लेकर पीसकर चने के बराबर गोलियाँ बनाकर पेचिश में सेवन करें।
- ❐ तुलसी की पत्तियों के काढ़े में गाय के घी में तली हुई सौंफ का चूर्ण तथा शक्कर मिलाकर पीने से आमातिसार दूर होता है।

इन्फ्लूएंजा (फ्लू)

- ❐ अदरक या सोंठ 3 ग्राम, तुलसी 5 पत्ते, कालीमिर्च व दालचीनी थोड़ी सी—सबको मिलाकर 250 ग्राम पानी में उबालें और जब पानी आधा रह जाए तो शक्कर मिलाकर पिलाएँ। इससे फ्लू, जुकाम, खाँसी और सिर-दर्द दूर हो जाता है। रोग फैलने के समय इसके द्वारा अच्छा बचाव होता है।
- ❐ तुलसी की पत्तियाँ, अजवाइन, सोंठ का चूर्ण, समान भाग लें। दिन में तीन बार 10-10 ग्राम शहद के साथ फ्लू में सेवन करने से लाभ होता है।
- ❐ तुलसी के पत्ते 6 ग्राम, गूमाबूटी 13 ग्राम, कालीमिर्च 5, चीनी 6 ग्राम—इन सबको हल्का-सा कुचलकर 120 ग्राम पानी में उबालें। कुछ ठण्डा होने पर मसल कर छान लें। प्रात:-सायं फ्लू व मलेरिया के रोगी के लिए रामबाण औषधि है।

- ❒ तुलसी के पत्ते 12 ग्राम, लौंग 7, नमक 3 ग्राम—इन सबको 250 ग्राम पानी में उबालें। आधा पानी रहने पर छान कर पिलायें।
- ❒ तुलसी के पत्ते 10, दालचीनी व लौंग एक-एक ग्राम, सोंठ तीन ग्राम, नीली चाय पाँच ग्राम—सबको 160 ग्राम पानी में मिलाकर उबालें। जब काढ़े का 8वाँ हिस्सा बच जाए तो फ्लू के रोगी को गर्म-गर्म सुबह-शाम 6 दिन तक ताजा बना कर दें।
- ❒ सूखी तुलसी की 25 ग्राम पत्तियों को एक प्रहर 250 ग्राम पानी में भिगोयें फिर मसल छान कर दिन में 3-4 बार पीयें।
- ❒ तुलसी की 12 ग्राम पत्तियों को 250 ग्राम पानी में उबालें, आधा पानी जल जाने पर मिश्री या सेंधा नमक मिलाकर गर्म-गर्म पीने से फ्लू, सर्दी, जुकाम दूर हो जाता है।
- ❒ तुलसी का 20 ग्राम रस, अदरक का रस 10 ग्राम को शहद में मिलाकर रोगी को पिलायें।
- ❒ तुलसी की पत्तियाँ 50 ग्राम, कालीमिर्च 5 दाने—इन दोनों को पीसकर 200 ग्राम पानी में उबालें। पानी आधा शेष रहने पर नीचे उतार लें। 60 ग्राम पानी दिन में 3 बार पिलायें।
- ❒ तुलसी की पत्तियाँ 5, कालीमिर्च 5, अदरक 5 ग्राम को एक कप पानी में उबालें, स्वादानुसार शक्कर मिलाकर सुबह-शाम गर्म-गर्म पीएँ।

उन्माद (पागलपन)

- ❒ तुलसी की पत्तियों को मसलकर लगातार सूँघने और चबाते रहने से तथा इसके रस को सारे शरीर पर मलने से पागलपन की उत्तेजना (उन्माद) में लाभ होता है।
- ❒ जिनका दिमाग सही नहीं है, या जो पागल हैं, वे रोज थोड़ी मात्रा में तुलसी की पत्तियाँ खायें तो लाभप्रद होगा।
- ❒ तुलसी की पत्तियाँ और ब्राह्मीमूल 5-5 ग्राम का चूर्ण बना लें। इस चूर्ण को एक गिलास पानी में मिलाकर, छानकर, शक्कर डालकर प्रतिदिन पीने से स्मरण शक्ति बढ़ती है और मिर्गी, उन्माद आदि मनोरोगों में उत्तम लाभ होता है।

उच्च रक्तचाप

- ❒ तुलसी के 4 पत्ते, नीम के 2 पत्ते, इनको दो-चार चम्मच पानी में घोंट कर पाँच-सात दिन प्रातः खाली पेट सेवन करने से उच्च रक्तचाप कम हो जाता है।
- ❒ हाई ब्लड प्रेशर से परेशान हैं तो दो कप पानी में 10-15 पत्तियाँ, थोड़े-से कालीमिर्च के दाने व शक्कर डालकर उबालें। छान कर दिन में तीन बार लें, राहत मिलेगी।

कब्ज

- ❒ तुलसी दल 20 ग्राम, लाल फिटकरी 50 ग्राम—इनको खरल करके चने के बराबर गोली बना कर छाया में सुखा लें। सुबह-शाम 1-1 गोली लें।
- ❒ तुलसी की कुछ पत्तियाँ भोजन के बाद पानी से नियमित लेने से कब्ज दूर हो जाती है।

- तुलसी के काढ़े में सेंधा नमक और सोंठ मिलाकर पीने से कब्जियत दूर होती है।
- तुलसी की चाय कब्ज, सुस्ती, आलस को दूर कर स्फूर्ति पैदा करती है। वायु- शुद्धि के साथ-साथ यह मुँहासों को खत्म करती है।
- कब्ज या पेट फूलने की शिकायत होने पर गुनगुने पानी में तुलसी के पत्ते डालकर पीने से लाभ होता है।
- तुलसी, गुडूच, अपामार्ग (लटजीरा) के बीज, इंद्रजव, नीम की आंतर छाल, करंज के फल—ये सब समान मात्रा में लेकर क्वाथ बनाकर पीने से उल्टी व कब्जियत में राहत मिलती है।

कुष्ठ रोग (कोढ़)

- तुलसी के पत्तों को खायें और कुष्ठ पर लगायें, कुष्ठ में अवश्य आराम होगा।
- तुलसी जड़ के ऊपर की गीली मिटी का लेप त्वचा पर करने से त्वचा के रोग दूर होते हैं।
- तुलसी की पत्तियाँ तथा नीम की पत्तियों का रस मिलाकर किसी भी चर्म रोग पर लगाने से लाभ होता है।
- तुलसी की पत्तियों का रस थोड़े-से गौ-मूत्र में मिलाकर सुबह-शाम पीयें तथा उसकी मालिश करें। पुराने कुष्ठ रोग में एक वर्ष तक नियमित करें लाभ होगा।
- कुष्ठ रोग प्रारम्भ होते ही तुलसी की पत्तियों को शहद के साथ नियमित रूप से सेवन करें तो कुष्ठ बढ़ता नहीं है और धीरे-धीरे अच्छा हो जाता है।
- तुलसी का स्वरस,घी, चूना तथा नागरबेल के पत्तों का स्वरस मिलाकर घोट कर लगाने से गलकर्ण कुष्ठ मिटता है।
- तुलसी की जड़ का महीन चूर्ण बनाकर पान की गिलोरी में भर कर खाने से अधोगामी गलित कुष्ठ रोग मिटता है।
- तुलसी की पत्तियों के स्वरस में सफेद शक्कर मिलाकर पीने से कुष्ठ रोग में लाभ होता है।
- तुलसी की 250 ग्राम पत्तियों को पानी के साथ पीसकर, 250 ग्राम तिल के तेल में मिलाकर धीमी आँच पर पकायें। जब पानी जल जाए तथा तेल शेष रहे, तब छानकर बोतल में भर लें। इस तेल की मालिश कुष्ठ रोग पर करें। साथ ही प्रात:काल तुलसी की जड़ तथा सोंठ के चूर्ण को गुनगुने पानी के साथ पीने से कोढ़ जैसे भयंकर चर्म रोग भी दूर हो जाते हैं।
- तुलसी के पत्तों का रस एक्जिमा पर लगाने व रस पीने से लाभ होता है।
- तुलसी पत्र रस 10 ग्राम को प्रतिदिन प्रात:काल पीने से कुष्ठरोग में लाभ होता है।
- तुलसी की जड़ का चूर्ण, थोड़े-से सोंठ चूर्ण के साथ सुबह खाकर ऊपर से गरम पानी पीने से कुष्ठ रोग ठीक होता है।

- तुलसी की पत्तियाँ व गुडूच प्रत्येक 125 ग्राम को पानी के साथ पीस कर उसमें 500 ग्राम गाय का घी मिलाकर पकायें। जब सब एकजान हो जायें तो छान कर शीशी में भर लें। चर्म रोग, रक्त विकार तथा कोढ़ जैसे जटिल रोगों को दूर करने के लिए यह घृत बहुत उपयोगी है।

कान के रोग

- तुलसी के हरे पत्तों का रस गर्म करके सुबह-शाम कान में डालें तो कान का दर्द, श्रवणहीनता एवं कान बहना दूर होकर मवाद साफ हो जाता है।
- तुलसी व भांगरा के पत्तों का बराबर रस निकाल कर शीशी में भर लें। रूई से कान में 4-4 बूँदें रोज डालने से कान पकना, बहना, बन्द हो जाता है।
- तुलसी के पत्ते और हरी मंजरी को पीसकर उसका रस चार बूँदें सूजन वाले (कर्णशूल) कान में डालने से तुरन्त आराम आयेगा और बधिरता भी मिटती है।
- वन तुलसी के पत्तों का रस कान में डालने से बहरापन दूर होता है तथा कान के कीड़े मर जाते हैं तथा स्वत: ही बाहर निकल आते हैं। यह इसका विलक्षण गुण है।
- तुलसी के रस में कपूर मिलाकर हल्का गर्म करके कान में डालने से कान का दर्द तुरन्त दूर हो जाएगा तथा कान बहने में लाभ होता है।
- तुलसी व मकई के पत्तों के रस में कपूर मिलाकर कान में डालने से कान से पीप आना बन्द हो जाता है तथा कर्ण पीड़ा कम हो जाती है।
- तुलसी की पत्ती और एरण्ड के कोयले को बराबर लें, पीसकर जरा-सा सेंधा नमक मिलाकर गरम-गरम लेप करने से कनपटी के पीछे की सूजन में लाभ होता है।
- तुलसी व नीम की पत्तियों के रस में शहद मिलाकर कान में डालने से कान के सभी प्रकार के रोगों में लाभ होता है।
- तुलसी की काफी मात्रा में पत्तियों को सरसों के तेल में पकाएँ, पत्तियाँ जल जाने पर तेल को उतार कर छान लें। इस तेल की 1-2 बूँद कान में डालने से कर्ण रोग में लाभ होता है।
- तुलसी की पत्तियाँ व कालीमिर्च तिल के तेल में उबालकर छान लें। इस तेल को कान में डालने से बहरापन व कान से मवाद का बहना दूर हो जाता है।
- कनपटी के दर्द में तुलसी की पत्तियों का रस मलने से बहुत लाभ होता है।

कैंसर

- सुबह पाँच तुलसी के पत्ते खायें। एक-एक घण्टे के अन्तर से एक पत्ता मुँह में रखें। पचास ग्राम ताजे मीठे दही में दस ग्राम तुलसी का रस मिलाकर दिन में दो-तीन बार लें।
- तुलसी के 30-35 पत्तों को सिलबट्टे पर (जिस पर मसाले न पीसे गये हों) चटनी की भाँति पीसकर मीठे दही या मट्ठे में मिलाकर प्रात:-सायं सेवन करायें। दही खट्टा न हो।

खाने में एक से डेढ़ किलो तक दूध या दही रोगी के पाचानुसार ही दें। ऐसा करने से थोड़े ही दिनों में लाभ होने लगेगा। यदि दही माफिक न आये तो एक-दो चम्मच शहद मिलाकर लें। औषधि प्रातः खाली पेट लें। आधा घण्टे पश्चात् नाश्ता लें। इसके तीन माह तक निरन्तर सेवन से खाँसी, सर्दी, ताजा जुकाम, जन्मजात जुकाम, श्वास रोग, स्मरण शक्ति का अभाव, पुराने-से-पुराना सिरदर्द, नेत्र पीड़ा, उच्च तथा निम्न रक्तचाप, हृदय रोग, मोटापा, अम्लता, पेचिश, मंदाग्नि, कब्ज, गैस, गुर्दे का ठीक से काम न करना, गुर्दे की पथरी, गठिया का दर्द, वृद्धावस्था की कमजोरी, विटामिन 'ए' और विटामिन 'सी' की कमी से होने वाले रोग, सफेद दाग तथा चर्म रोग, झुर्रियाँ, पुरानी बिवाइयाँ, स्त्रियों की बहुत-सी बिमारियाँ, बुखार, खसरा आदि रोग दूर होते हैं। इन सब बीमारियों में दवा दिन में एक बार लें तथा कैंसर में 2-3 बार भी ले सकते हैं।

खाँसी

- ❐ 10-15 तुलसी के पत्ते तथा 8-10 कालीमिर्च की चाय बनाकर पीने से खाँसी, जुकाम व बुखार, छाती का दर्द, कफ विकार, मन्दाग्नि आदि रोग दूर हो जाते हैं।
- ❐ तुलसी के पत्तों के रस के साथ कालीमिर्च का सेवन करने से फुफ्फुस के अन्दर से कफ बाहर निकल जाता है।
- ❐ तुलसी के सूखे पत्तों को कफनाशक के रूप में काम में लाते हैं।
- ❐ तुलसी के पत्तों का काढ़ा पीने से सूखी व सामान्य खाँसी दूर होती है।
- ❐ तुलसी के रस में मुलहठी चूर्ण व शहद मिलाकर चाटने से सभी प्रकार की खाँसी में लाभ होता है।
- ❐ तुलसी के पत्तों के साथ 4-5 भुनी हुई लौंग चबाने से खाँसी में लाभ होता है।
- ❐ तुलसी के पत्तों के 3 ग्राम रस में, 6 ग्राम मिश्री और 3 ग्राम कालीमिर्च का चूर्ण मिलाकर प्रयोग करने से छाती की जकड़न दूर होती है और खाँसी व पुराने बुखार में लाभ होता है।
- ❐ तुलसी, अदरक (या सोंठ), प्याज—इन तीनों का रस 3-3 ग्राम, शहद 3 ग्राम—इन सबको मिलाकर चाटने से सूखी खाँसी तर हो जाती है और बलगम ढीला होकर निकल जाता है तथा प्रातः पेट साफ हो जाता है।
- ❐ तुलसी व अदरक का रस 3-3 ग्राम, शहद 6 ग्राम को मिलाकर चाटने से कफ व खाँसी दूर हो जाती है, नींद अच्छी आती है। श्वास रोग, सर्दी-जुकाम, पसली में दर्द और बुखार में भी लाभ करता है।
- ❐ तुलसी के पत्ते 11, कालीमिर्च 2, सोंठ चूर्ण एक चुटकी या एक टुकड़ा अदरक, सेंधानमक—इन सबको दो कप पानी में उबालें, आधा कप पानी शेष रहने पर छानकर लें। एक चम्मच पिसी मिश्री मिलाकर पीयें। सर्दी, खाँसी, ज्वर, कफ प्रकोप आदि में लाभ होता है।

- तुलसी के पत्तों के 6 ग्राम रस में 4 बड़ी इलायची के पिसे दाने व पिसी मिश्री मिलाकर चाटने से तर खाँसी में लाभ होता है।
- तुलसी की सूखी पतियाँ और मिश्री 4-4 ग्राम लेने से खाँसी व फेफड़ों की खरखराहट दूर होती है।
- तुलसी के पत्ते और कालीमिर्च समभाग पीसकर गोली बनाकर चूसें, इससे कूकर खाँसी मिटती है।
- तुलसी के सूखे पत्ते, कत्था, कपूर, इलायची—सब समभाग लें, इसमें नौ गुना चीनी मिलाकर बारीक पीस लें। सुबह शाम या केवल शाम को एक चुटकी का सेवन करें। जमा हुआ कफ बाहर आ जायेगा। खाँसी, जुकाम, गल शोथ, फेफड़ों में जमा कफ में लाभप्रद है।
- तुलसी और अजवाइन की पत्तियाँ डालकर चाय बनायें। इस चाय से खाँसी का अच्छा इलाज होता है।
- तुलसी की पत्ती का रस या सूखे पत्ते का चूर्ण बराबर मात्रा में शहद में मिलाकर दिन में 2-3 बार चाटने से कफ सहित खाँसी और छाती का दर्द दूर होता है। दवा खाने के तुरन्त बाद पानी न पियें।
- तुलसी की 5 पत्तियाँ, 1 पान का पत्ता, एक लौंग और थोड़ी लाल फिटकरी को एक साथ अच्छी तरह पीस लें और इसे दिन में दो-तीन बार खाँसी होने पर खायें।
- तुलसी के पत्तों का 12 ग्राम रस का काढ़ा बनाकर उसमें दूध तथा चीनी मिला कर पीने से खाँसी व छाती का दर्द दूर होता है।
- तुलसी की मंजरी का चूर्ण बनाकर शहद के साथ चाटने से कफ, खाँसी दूर होगी तथा सीने की खरखराहट मिटेगी।
- तुलसी के पत्ते 11, मुनक्का 11, कालीमिर्च 11, गेहूँ का चोकर 15 ग्राम, अदरक 10 ग्राम, गुड़ 50 ग्राम—इन सबको पानी में डालकर चाय की तरह उबालें फिर दूध डालकर पीयें। इस चाय से सर्दी, जुकाम, पुरानी खाँसी, रक्त की कमी व दुर्बलता दूर होती है तथा विटामिन 'बी' की पूर्ति होती है। चाय के पानी में तुलसी के पत्ते, कालीमिर्च, दालचीनी, लौंग, थोड़ी-सी अदरक अन्दाज़ से डालकर चाय तैयार करें और चीनी डालकर छान लें व गर्म-गर्म पीएँ। इससे खाँसी में शीघ्र ही लाभ मिलता है।
- तुलसी के पत्ते 5 ग्राम, कालीमिर्च 5 ग्राम, सोंठ 15 ग्राम, सिके हुए चने का आटा 50 ग्राम, गुड़ 50 ग्राम—इन सबको पान व अदरक में घोट लें तथा1-1 ग्राम की गोलियाँ बना लें। जब भी खाँसी हो, सेवन करें।
- तुलसी के फूल व सोंठ समभाग लेकर पीसें, उसमें प्याज का रस और शहद मिलाकर चाटने से सूखी खाँसी दूर होती है।
- तुलसी के बीज, सोंठ, गिलोय और कटेरी की जड़ की समान मात्रा लेकर चूर्ण बनाएँ।

दो सौ मि.ग्रा. चूर्ण दिन में दो-तीन बार लें। यह खाँसी और छाती के विकारों में लाभप्रद है।

- तुलसी के पत्ते का रस 100 ग्राम में 10 चम्मच शक्कर मिलाकर शर्बत बनाकर रख लें। प्रतिदिन इसका एक चम्मच पीने से छाती में बलगम, कफ आदि में लाभप्रद है।
- तुलसी के पत्ते, सोंठ व कालीमिर्च पीसकर शहद मिलाकर चाटें। कफ, बलगम का नाश करके खाँसी को मिटाता है।
- तुलसी व अदरक का रस एक-एक चम्मच, शहद एक चम्मच और मुलहठी का चूर्ण एक चम्मच मिलाकर सुबह-शाम चाटना चाहिए। यह खाँसी की अचूक दवा है।
- तुलसी व अदरक का रस व शहद में मिश्री मिलाकर चाशनी बना कर रख लें। एक-एक चम्मच दूध में मिलाकर लेने से खाँसी-जुकाम में आराम मिलता है।
- अगर कफ से परेशान हैं तो तुलसी की पत्तियाँ व अजवाइन को मिलाकर पीस लें। इनका रस निकाल कर शहद मिलाकर सुबह खाली पेट पीने से तुरन्त लाभ होगा।
- तुलसी की जड़ के 1 ग्राम चूर्ण में शहद मिलाकर या काली तुलसी के डेढ़ चम्मच रस में कालीमिर्च चूर्ण के साथ चाटने से खाँसी का वेग एकदम शांत हो जाता है।
- तुलसी की पत्तियाँ, कालीमिर्च, पीपरा, अनार के दाने, कत्था प्रत्येक 10 ग्राम तथा जवाखार 15 ग्राम—इन सबका चूर्ण बनाकर 80 ग्राम गुड़ मिलाकर मटर के बराबर गोलियाँ बनाएँ। इस गोली को मुँह में रखकर चूसने से खाँसी व गले की बीमारियों में लाभ होता है।
- कफ अधिक मात्रा में बनता हो तो तुलसी के पत्ते, कपूर और शहद समान मात्रा में मिलाकर रात को सोते समय सेवन करने से छाती में जमा बलगम निकल जाता है।
- तुलसी व अडूसे के पत्तों का रस बराबर मात्रा में मिलाकर लेने से पुरानी खाँसी भी ठीक हो जाती है।
- तुलसी व एरण्ड के पत्तों का क्षार (राख) मधु मिलाकर चाटने से खाँसी दूर होती है।
- तुलसी की मंजरी को अदरक के रस में मिलाकर शहद के साथ खाने से लाभ होता है।
- तुलसी की ताजा पत्तियाँ 24 ग्राम और गुलाबी फिटकरी 48 ग्राम लेकर खूब खरल करके कालीमिर्च के बराबर गोलियाँ बनाकर छाया में सुखा लें। एक-एक गोली सुबह-शाम शहद के साथ लेने से कब्जजनित खाँसी दूर होती है।
- तुलसी की 3 ग्राम पत्तियों को तवे पर धीमी आँच पर गरम करके इसमें छोटी इलायची, दालचीनी, लौंग, मुलेठी 3-3 रत्ती मिलाकर खूब खौलते पानी में डाल दें। दो मिनट बाद आग से उतार कर दूध व गुड़ आवश्यकतानुसार डालकर चाय की तरह पीने से खाँसी दूर होती है।
- खाँसी में बलगम आता हो तो तुलसी की मंजरी में थोड़ा घी मिलाकर निर्धूम अंगारों पर रखें और उठते हुए धुएँ को खाँसी के रोगी को पिलाएँ। ऊपर से दूध पिलायें। स्वरभंग, छाती में पीड़ा, सिरदर्द आदि दूर होते हैं।

- सूखी खाँसी या गला बैठ जाने पर तुलसी पत्र, खसखस और मुलेठी को पीस कर समान मात्रा में शक्कर मिला कर गुनगुने पानी के साथ लें।
- तुलसी की मंजरी, बच, पीपरा, मुलेठी प्रत्येक 10-10 ग्राम, बड़ी किशमिश तथा शक्कर 5-5 ग्राम को 500 ग्राम पानी में डालकर उबालें, जब पानी 125 ग्राम शेष रह जाये तब आवश्यकतानुसार पीने से सूखी खाँसी दूर होती है। यह क्वाथ बच्चों को भी पिला सकते हैं।
- तुलसी की हरी पत्तियों को आग पर सेंककर नमक के साथ खाने से खाँसी तथा गला बैठ जाने की तकलीफ में लाभ होता है।
- तुलसी की पत्तियाँ, नागरमोथा, सौंठ प्रत्येक 5 ग्राम को मिलाकर क्वाथ बनाकर पीने से अधिक कफ बनना बन्द हो जायेगा।
- तुलसी के बीजों का चूर्ण व शक्कर समान मात्रा में लेने से शुष्क खाँसी व सीने की घरघराहट दूर होती है।
- तुलसी की पत्तियाँ 100 ग्राम, भटकटैया के पंचांग, सोंठ, अडूसा या अदरक प्रत्येक को मिलाकर 100 ग्राम का काढ़ा बनायें। ठण्डा होने पर थोड़ा-सा शहद मिलाकर पीने से खाँसी दूर होती है।
- तुलसी की पत्तियाँ, काली मिर्च, पीपरा, अनार के दाने, कत्था—प्रत्येक 10 ग्राम; जवाखार 15 ग्राम सबका चूर्ण बनाकर 80 ग्राम गुड़ मिलाकर मटर के बराबर गोलियाँ बनायें। इस गोली को मुँह में रखकर चूसने से खाँसी व गले की बीमारियों में लाभ होता है।

खून बहना

- तुलसी के 20 पत्तों को पीसकर 1 चम्मच शहद में मिलाकर चाटने से बहता हुआ रक्त रुक जाता है।

गठिया-वात (बाय)

- तुलसी के पंचांग (जड़, पत्ती, डण्ठल, फूल, बीज) का चूर्ण बनायें। बराबर का पुराना गुड़ मिलाकर 12-12 ग्राम की गोली बना लें। सुबह-शाम गौ-दूध या बकरी के दूध से 1-1 गोली खाने से गठिया व संधि शोथ में लाभ होता है।
- तुलसी की पत्तियाँ व एरंड के मूल का क्वाथ बनाकर ठण्डा करके शहद के साथ वात रोग में लें, लाभ होगा।
- तुलसी के पत्तों को उबालते हुए इसकी भाप संधिवात या वातग्रस्त अंगों पर दें तथा इसी गर्म पानी से सेंक करने से पारदजनित वात रोग दूर होता है।
- तुलसी के पत्ते, कालीमिर्च, गाय का घी—ये तीनों मिलाकर सेवन करें। इससे वात-व्याधि-शोथ में लाभ होता है। जापान में यह प्रयोग लोकप्रिय है।

- ❑ तुलसी व अदरक का रस 5-5 ग्राम की मात्रा में सेवन करने से थोड़े ही दिनों में वात-व्याधि मिट जाती है।
- ❑ तुलसी पत्र चूर्ण 3 ग्राम, सौंठ चूण 5 ग्राम, सेंधा नमक 5 ग्राम, हींग 150 मि.ग्राम, भुना जीरा 5 ग्राम—इन सबको बारीक पीसकर शीशी में भर लें। 1-2 ग्राम आवश्यकतानुसार चूर्ण को छाछ के साथ लेने से समस्त वात रोग, वायु रोग से सहज में छुटकारा मिल जायेगा।
- ❑ तुलसी के पत्तों का रस एक ग्राम में एक ग्राम कालीमिर्च, काला नमक, थोड़ा-सा शहद मिलाकर चाटने से हर प्रकार का जोड़ों का दर्द, शरीर दर्द, सिर-दर्द, पीड़ा, सर्दी, जुकाम, गले की खराश, हर प्रकार का ज्वर दूर होगा।
- ❑ तुलसी पत्र के क्वाथ को पीने, स्नान करने तथा संधिस्थल पर उसका सेंक करने से संधिवात मिट जाता है।
- ❑ तुलसी के स्वरस में कालीमिर्च का चूर्ण व शहद मिलाकर पीने से वात रोग मिट जाता है।
- ❑ काली तुलसी की पत्तियाँ 5 ग्राम, मेउडी (सिंधुआर) के पत्ते 3 ग्राम, भृंगराज 50 ग्राम, वरुण की छाल 3 ग्राम—इन सबका महीन चूर्ण बनाकर 5 ग्राम चूर्ण शहद के साथ सेवन करने से वात व्याधि दूर होती है।
- ❑ संधि स्थलों में पीड़ा हो तो तुलसी पत्र का रस पीने से लाभ होता है।
- ❑ तुलसी व अदरक का स्वरस तथा पुष्कर मूल का चूर्ण 5-5 ग्राम लेकर घोट लें। इसे गर्म करके लेप करने से वातजन्य पार्श्व वेदना, वातजन्य पीड़ा दूर होती है।
- ❑ तुलसी पत्र, एरण्ड पत्र तथा सिंधव को पीसकर, गर्म कर संधि वात से पीड़ित अंग पर बाँधने से संधिवात दूर होता है।
- ❑ तुलसी के स्वरस का नित्य वर्षों तक सेवन करने से वात रक्त दूर होता है।
- ❑ तुलसी की पत्तियों का धुआँ देने से संधिवात के रक्तविकार, संधिवात, तथा हाथ-पैर के शोथ में लाभ होता है।
- ❑ तुलसी, नीम व कटेली के पंचांग, श्वेत सिंधुआर के पत्र, अमरबेल, काली मकोय प्रत्येक 10 ग्राम लेकर गौ-मूत्र में पीस कर इसे 125 ग्राम तिल के तेल में धीमी आँच पर पकायें। जब पानी जल जाये और तेल शेष रह जाये तो उतार कर छान लें। संधिवात से ग्रसित अंग पर इस तेल की मालिश करें।

गला

- ❑ तुलसी के पत्ते या मंजरी व अदरक चाय में डालकर दिन में 2-3 बार गले के दर्द व गला पकने पर पियें।
- ❑ तुलसी की पत्तियों का रस, शहद के साथ चाटें। गले में दर्द, खराश, छाले, सूजन हो तो दूर होगी।

- ❐ तुलसी की पत्तियों का रस व अदरक के रस को शहद में मिलाकर चाटने से गले की खराश (खट्टी चीजें खाने से गले में खराश) दूर होती है।
- ❐ तुलसी पत्र, सोंठ, बड़ी इलायची, तेजपत्ता, दालचीनी, कालीमिर्च, बंसलोचन, सफेद जीरा, चित्रक, अमरबेल—इन सबको बराबर लेकर चूर्ण बना लें। इस चूर्ण को 2 ग्राम शहद के साथ चाटने से गले का दर्द व सूजन दूर होती है।
- ❐ तुलसी की मंजरी को सेंधा नमक के साथ मिलाकर सायंकाल सात दिन तक सेवन करने से स्वर मधुर होता है।
- ❐ गला बैठने पर तुलसी की जड़ को चूसें।
- ❐ तुलसी के हरे पत्तों को सेंक कर नमक के साथ चबाने से गला बैठना व खाँसी में लाभ होता है।

गैस

- ❐ तुलसी के पत्तों का काढ़ा चुटकी भर नमक डालकर लेने से गैस्ट्रॉनटेरिटीस (Gastro-enteritis) में आराम मिलता है।
- ❐ तुलसी पत्र छाया में सुखाये हुए, अजवाइन, सेंधा नमक, कालीमिर्च—इन सबको बारीक पीस कर शीशी में बन्द करके रख लें। आवश्यकतानुसार भोजन करने के आधा घण्टे बाद नियमित लेने से पेट सम्बन्धी व्याधियाँ, पेट में वायु, खट्टी डकारें आदि सब से छुटकारा मिल जाता है।
- ❐ सफेद तुलसी का थोड़ा-सा रस गर्म करके पिलायें।
- ❐ तुलसी के बीज या जड़ का चूर्ण 3 ग्राम, पुराने गुड़ में मिलाकर दूध के साथ सेवन करने से गैस व कफ से होने वाले अनेक रोग दूर होते हैं।
- ❐ तुलसी, पुदीना, अदरक, कालीमिर्च—सबका काढ़ा बनाकर पीने से वायु दूर होती है तथा खूब भूख लगती है।
- ❐ तुलसी का रस, कालीमिर्च, घी समान मात्रा में लेकर चूर्ण बना लें। प्रतिदिन 10 ग्राम चूर्ण लेने से वायु विकार दूर होता है। इस चूर्ण में शहद मिलाकर भी ले सकते हैं।
- ❐ काली तुलसी 10 ग्राम, निर्गुंडी 5 ग्राम, भृंगराज 10 ग्राम, वरुण 2 ग्राम सबका चूर्ण बना कर प्रतिदिन 5 ग्राम चूर्ण शहद में मिलाकर लेने से वायु विकार दूर होता है।
- ❐ काली तुलसी, भृंगराज 25-25 ग्राम, निर्गुंडी की जड़ 15 ग्राम, मालकंगनी की जड़ 10 ग्राम, सौंठ, पीपरा, कालीमिर्च, सहिजन की छाल प्रत्येक 5 ग्राम—इन सब औषधियों का चूर्ण बना लें। प्रतिदिन सुबह-शाम चूर्ण को शहद के साथ चाटने से वायु के अनेकों उपद्रव दूर होते हैं।

गृधसी शूल (साइटिका) नाड़ी विकार

- ❐ तुलसी के पत्तों को पानी में उबाल कर उसकी भाप से आक्रान्त स्थान को रोज 10 मिनट सेंकें।

घमोरियाँ

- घमोरियाँ होने पर तुलसी के बीज पाँच ग्राम आँवले के मुरब्बे के साथ खाने से लाभ होता है।

घाव

- तुलसी के पत्तों का बारीक चूर्ण या तुलसी के पत्तों का लेप घाव पर बुरकने, लेप करने से बड़े-से-बड़े घाव ठीक हो जाता है।
- तुलसी के पत्ते पीसकर जख्मों पर लगाने से, रक्त-मवाद बहना बन्द हो जाता है। घाव शीघ्र भर जाता है।
- तुलसी के पत्ते का रस व नारियल तेल समभाग को मिलाकर धीमी आँच पर गर्म करें। जब जल का भाग जल जाये तो तुलसी के रस का 1/2 भाग मोम डालकर हिलायें। मरहम बन जाने पर इसे फोड़े, फुन्सी, खुजली, जलने के घाव पर लगायें।
- कटने, फटने या घाव से बहता खून रोकने के लिए तुलसी के पत्तों का रस घाव पर डालें।
- तुलसी के सूखे पत्तों के चूर्ण को सूँघने से घाव में लाभ होता है।
- तुलसी के पत्तों को उबालकर उस पानी से घावों को धोयें। सूखे पत्तों के चूर्ण को घाव पर बुरकें तथा तुलसी रस में कपड़ा (गाज) भिगोकर पट्टी बाँधें। घावों में पड़े कीड़ों को नष्ट करता है।
- तुलसी के बीजों को पीसकर गर्म करके घाव पर बाँधें, लाभ होगा।
- तुलसी की सूखी पत्तियों का चूर्ण घाव में भर देने से घाव के कीड़े मर जाते हैं।
- तुलसी की छाया में सुखाई पत्तियों में फिटकरी मिलाकर महीन पीसकर कपड़छान कर लें। ताजे घाव पर लगायें, घाव शीघ्र भर जाएगा।
- तुलसी तथा कपूर का चूर्ण समान मात्रा में लेकर घाव में लगाने से कीटाणु मर जाते हैं1
- काली तुलसी की सूखी डाली और नागरबेल की पत्तियों का चूर्ण घाव में भरने से घाव के कीटाणुओं का नाश होता है।

घुटने का दर्द

- तुलसी दल और अरण्ड के पत्ते नमक के साथ पीसकर गर्म करके घुटने पर बाँधें।
- बदन में दर्द हो तो तुलसी की पत्तियों के रस की सम्पूर्ण शरीर पर मालिश करें, दर्द में राहत मिलेगी।

चक्कर आना

- तुलसी एवं अदरक के रस को शहद में सुबह-शाम लेने से चक्कर आने में लाभ होता है।
- तुलसी के रस की 5 बूँद एक चम्मच शहद या चीनी एक कप पानी में मिलाकर पीने से चक्कर आने पर आराम मिलता है। लगातार तीन-चार दिन लें।

चेचक

- तुलसी के पत्तों के 6 ग्राम रस में 1 ग्राम पिसी हुई अजवाइन मिलाकर खिलाने से रुकी हुई चेचक बाहर निकल आती है तथा चेचक का ज्वर कम रहता है।
- प्रतिदिन सुबह तुलसी के पत्तों का रस पीने से फैलने वाली चेचक का भय नहीं रहता।
- तुलसी की जड़ को गंगाजल में पीसकर दिन में दो बार, एक-एक चम्मच चेचक (माता) के रोगी को पिलायें।
- तुलसी पत्र को चावल के धोवन में पीसकर पिलाने से चेचक जनित जलन और बेचैनी दूर हो जाती है।
- केवल तुलसी रस का ही लेप करें तो भी चेचक के दाने, घाव शान्त होकर जल्दी सूख जाते हैं।
- तुलसी के पत्ते व अजवाइन को पीसकर प्रतिदिन लेप करने से लाभ होगा।
- जब चेचक या माता फैल रही हो उस समय नित्य सवेरे तुलसी के पत्तों का रस पीना अच्छा है।
- तुलसी की मंजरी 12 ग्राम, मेथी 12 ग्राम, कूट 3 ग्राम—इन तीनों को चौगुने पानी में उबालें। जब चौथाई रह जाये तो छान कर चेचक में ज्वर होने पर पिलायें।
- खसरा, बड़ी व छोटी चेचक में पीड़ा की प्रथमावस्था में वन तुलसी के क्वाथ का पान करने से लाभ होता है।

ज्वर

- तुलसी की 22 पत्तियाँ तथा कालीमिर्च 20 को 2 कप पानी में उबालें। पानी चौथाई रहने पर मिश्री डालकर ठण्डा होने पर पी लें।
- तुलसी की पत्तियों का रस पीने से या तुलसी की पत्तियाँ चबाने से बुखार ठीक हो सकता है। ताजे पानी में तुलसी की पत्तियाँ डालकर 2-3 घण्टे में इसे पीते रहें।
- ज्वर में कब्ज भी हो तो तुलसी रस 10 ग्राम एवं गौ-घृत 10 ग्राम—इन दोनों को मिलाकर एक कटोरी में गुनगुना करके पूरी मात्रा को 3 बार में चटाने से कब्ज और ज्वर दोनों मिटते हैं।
- तुलसी और पुदीने की पत्तियों का काढ़ा पीने से रोज आने वाला ज्वर चला जाता है।
- तुलसी की पत्तियाँ 11, कालीमिर्च 9, को पीस-छानकर रख लें। एक मिट्टी के दिये को आग पर लाल होने तक गर्म करें। फिर ऊपर वाले रस को छौंक दें। इस रस को पीने से कास समेत ज्वर दूर हो जाता है।
- तुलसी पत्र, बेल पत्र, पीपल पत्र प्रत्येक 60-60 ग्राम लेकर कूट कर एक किलो पानी में पकायें, जब पानी 360 ग्राम रह जाये तो मसल कर छान लें। 30 ग्राम रस दो-दो घण्टे के अन्तर से पिलाने पर सन्निपात ज्वर दूर हो जायेगा।

- तुलसी के पत्तों और जलकुम्भी के फूलों को कालीमिर्च के साथ बनाया काढ़ा कोंकण में सतत ज्वरों में दिया जाता है।
- ज्वर में हाथ-पैर ठण्डे पड़ने लगते हैं तो तुलसी के पत्तों का कल्क उँगलियों और नाखूनों पर लगाया जाता है।
- ज्वर लगातार बना रहता हो तो छोटी पीपर पीसकर, उसमें तुलसी का रस व शहद मिलाकर थोड़ा-थोड़ा गर्म करके चाटें।
- तुलसी पत्र 10, कालीमिर्च 10 दाने, पाव चम्मच पुराना गुड़ मिलाकर घोंट कर गोलियाँ बनाकर सेवन करने से विषम ज्वर मिटता है।
- तुलसी की पत्तियाँ 10 ग्राम, कालीमिर्च के 5 दाने, करंजलता की कोपलें 10 ग्राम—सबको पीसकर गोलियाँ बना लें। गोलियों का सेवन करने से जीर्ण ज्वर मिटता है।
- काली तुलसी पत्र, मुलेठी के 1-2 टुकड़े, कालीमिर्च 2, लौंग 1-2, मिश्री का काढ़ा बना कर सात दिन तक पीने से खाँसी, बुखार दोनों दूर होते हैं।
- तुलसी पत्र, चिरायता, नीम का गाभा (सींक) तथा कंजा की मींगी—इन सबका क्वाथ बनालें या रस का सेवन करने से सब प्रकार के ज्वर दूर हो जाते हैं।
- तुलसी पत्र के रस में कालीमिर्च व पीपर के 10-10 ग्राम चूर्ण को भिगोकर छाया में सुखायें। सूख जाने पर पुनः तुलसी के रस में भिगो कर सुखायें। ऐसा सात बार करें। अन्त में चने के बराबर गोलियाँ बना लें। ज्वर आने की आशंका हो तो पहिले ही ले लें। ज्वर के समय 1-1 घण्टे पर 1-1 गोली दें, सभी प्रकार के ज्वर उतर जायेंगे।
- तुलसी पत्र 60 ग्राम, कालीमिर्च व पीपल 12-12 ग्राम, शुद्ध शिंगरफ 6 ग्राम, सुहागा फूला हुआ 6 ग्राम, शुद्ध बच्छनाग 12 ग्राम—इन सबको पीस-छानकर तुलसी के रस में खरल कर मूँग के बराबर गोलियाँ बना लें। रोगी को एक या दो गोली ताजे पानी से 3-3 घण्टे पर दें। इससे सभी प्रकार के ज्वर ठीक हो जाते हैं।
- तुलसी पत्र 5 ग्राम, काली द्राक्ष दस दाने, कालीमिर्च 2 ग्राम, पुदीना दो ग्राम, शक्कर सबको घोट कर पीने से मंद ज्वर में लाभ होता है।
- तुलसी और काले सहिजन की सूखी पत्तियों को पीस लें। चूर्ण को गुनगुने पानी से लेने से विषम ज्वर दूर होता है।
- लगातार ज्वर बना रहता हो तो दो छोटी पीपर के चूर्ण को तुलसी रस व शहद में मिलाकर थोड़ा-थोड़ा गर्म करके चटायें।
- तुलसी पत्र व सूर्यमुखी के पान को पीस कर पीने से ज्वर में लाभ होता है।
- तुलसी पत्र 7, नागरबेल के पत्ते 3, हारसिंगार की पत्ती 1, कालीमिर्च 3—इन सबको 50 ग्राम पानी में पीसकर नियमित सेवन करने से ज्वर दूर होता है।
- तुलसी पत्र, बेल पत्र, पीपर के पत्ते समान मात्रा में लेकर पीस लें। एक कप पानी में क्वाथ बनायें। जब पानी एक-तिहाई रह जाये तो छान कर प्रतिदिन 25-25 ग्राम 2-2 घण्टे से लेने पर सन्निपात व अन्य विषम ज्वर दूर होते हैं।

- तुलसी का स्वरस 15 ग्राम, नीम की कोपलों का रस 15 ग्राम, गुड़ूच का रस 15 ग्राम, पीपरामूल का चूर्ण 5 ग्राम—इन सबको शहद में मिलाकर चाटने से जीर्ण ज्वर में लाभ होता है।
- तुलसी पत्र 10, कालीमिर्च 10, खूबकला 10 ग्राम, पुदीना 5 ग्राम, हरा धनिया 10 ग्राम—इन सबको कूट कर एक कप पानी में उबालें। एक-तिहाई पानी शेष रहने पर 10 ग्राम शक्कर मिलाकर पीने से सर्दी तथा सर्दी का ज्वर दूर होता है।
- तुलसी के पत्तों का रस 18 ग्राम, 10 ग्राम अदरक का रस व शहद 10 ग्राम सबको एकसार करके शीशी में रख लें। 30 से 60 बूंद तक नित्य सेवन करने से ज्वर व खाँसी अवश्य दूर हो जाती है।
- अगर ज्वर में रोगी को घबराहट हो तो तुलसी के पत्तों के रस में शक्कर मिला शर्बत लाभप्रद है तथा इससे पुराना ज्वर भी ठीक हो जाता है।
- 11 तुलसी के पत्ते तथा 7 कालीमिर्च को 60 ग्राम पानी में पीसकर पिलाने से जाड़े का ज्वर दूर होकर आराम मिलता है तथा कैसा भी ज्वर क्यों न हो उतर जाता है।
- काली तुलसी के पत्तों का रस, वन तुलसी के पत्तों का रस तथा पुदीना के पत्तों का रस समान भाग मिलाकर तीन या 7 दिन तक सेवन करने से मन्द ज्वर ठीक हो जाता है।
- तुलसी के 10 पत्ते, 3 ग्राम सौंठ, लौंग 5, 21 कालीमिर्च स्वाद के अनुसार चीनी या मिश्री डालकर 250 ग्राम पानी में उबालें। जब पानी आधा रह जाये तो रोगी को दिन में 2 बार पिलायें, ज्वर उतर जायेगा।
- तुलसी के 15 पत्ते और चार कालीमिर्च हमेशा प्रातः खाते रहें तो जुकाम व ज्वर नहीं होगा।
- तुलसी के पत्ते का 12 ग्राम रस नित्य पीयें, ज्वर नहीं होगा।
- हाथ-पैर ठण्डे हो गये हों तो अदरक के रस में तुलसी का रस मिलाकर चाटने से तुरन्त गर्माहट आ जाती है।
- अगर किसी कारण से पसीना नहीं आता है तो उसे तुलसी के पत्तों का काढ़ा बनाकर पिला दें।
- तुलसी की पत्तियों को सोंठ के साथ बारीक पीसकर कपाल पर लेप करें और सिर ढँक कर सो जायें। पसीना निकलने के साथ ही ज्वर उतर जायेगा।
- 2 भाग तुलसी की पत्तियाँ व सोंठ को उबालकर शक्कर डालकर पीने से आता हुआ ज्वर रुक जाता है।
- तुलसी की 11 पत्तियाँ, कालीमिर्च 9, अजवाइन 30 ग्राम, सोंठ 50 ग्राम—सबको घोंट-पीसकर एक कप पानी में छान लें। मिट्टी के एक नए दिये या कुल्हड़ को आग में अच्छी तरह गरम कर उसमें यह मिश्रण डाल दीजिये। उसकी भाप शरीर पर दीजिये। जब वह गुनगुना रह जाये तब सेंधा नमक डालकर पी लें। इससे हर प्रकार का ज्वर उतर जाता है।

- तुलसी की सूखी पत्तियाँ 50 ग्राम, कालीमिर्च 2 ग्राम, सोंठ 2 ग्राम मिलाकर उबालें। उसमें शक्कर, दूध डालकर पीने से ज्वर व सीने की जकड़न मिट जाती है व पुराना ज्वर भी ठीक हो जाता है।
- तुलसी, कालीमिर्च, सोंठ, गुड़ मिलाकर काढ़ा बनाएँ, नीबू निचोड़कर पीने से सादा बुखार ठीक हो जाता है।
- जिन्हें लगातार ज्वर रहता हो उन्हें तुलसी की पत्तियाँ 4, जीरा, हींग, 25 ग्राम नीबू का रस तथा स्वादानुसार नमक एक गिलास गर्म पानी में मिला कर तीन बार कुछ दिन पीना चाहिये।
- तुलसी के पत्ते, 5 कालीमिर्च, एक लौंग, जरा-सी अदरक, एक इलाइची— सबको चाय के साथ उबाल कर नित्य तीन बार पीने से कफ ज्वर ठीक हो जाता है।
- तुलसी के पत्तों के रस में मिश्री मिलाकर लेने से पित्त प्रधान ज्वर, बार-बार पीली उल्टियाँ आना, रोगी को प्यास सताती हो तथा जीर्ण ज्वर जिसमें ऐसी खाँसी हो जिसमें छाती में दर्द होता हो, लाभ होता है।
- तुलसी के पत्ते 10, सोंठ 3 ग्राम, लौंग 5, कालीमिर्च 22, स्वादानुसार चीनी डालकर उबालें। जब पानी आधा रह जाये तो रोगी को पिलायें। ज्वर उतर जायेगा। यदि ज्वर में घबराहट हो तो तुलसी के रस में मिश्री मिलाकर पिलायें।
- तुलसी का रस 3 ग्राम, कालीमिर्च का चूर्ण 3 ग्राम, मिश्री के 6 ग्राम चूर्ण को मिलाकर लेने से जीर्ण ज्वर में लाभ होता है।
- तुलसी, सोंफ व कालीमिर्च का काढ़ा ज्वर में फायदेमंद साबित होता है।
- तुलसी पत्र, चिरायता, नीम के पत्ते, करंज की मींगी—इन सबको बराबर लेकर मोटा कूटकर रखें। 10-15 ग्राम दवा 8 गुने पानी में मिलाकर पकायें। 1/4 शेष रहने पर जरा-सी चीनी मिलाकर पिलायें। इससे हर प्रकार के ज्वर, पुराने ज्वर में उत्तम लाभ होता है।
- तुलसी के पत्ते 20, कालीमिर्च 20, अदरक 6 ग्राम, दालचीनी 2 ग्राम —इन सबको 200 ग्राम पानी में डालकर औटायें, फिर छान लें। इसमें 30 ग्राम मिश्री मिलाकर सहता गर्म पी लें। दो-तीन दिन प्रात:-सायं इस काढ़े को पीने से सामान्य ज्वर व हर प्रकार के ज्वर ठीक हो जाएँगे।
- तुलसी का 12 ग्राम रस नित्य पीने से पुराना ज्वर मिटता है।
- तुलसी पत्र 10, बेलपत्र 5, हारसिंगार के पत्ते 2, कालीमिर्च 5, सबको 24 ग्राम पानी में पीसकर ज्वर में पिलायें।
- तुलसी की जड़ का काढ़ा ज्वरनाशक है।
- तुलसी की 10 पत्तियों का क्वाथ बनाकर उसमें कालीमिर्च व सेंधा नमक मिलाकर दिन में 3-4 बार लेने से पसीना आकर ज्वर उतर जायेगा।
- तुलसी, सोंठ के साथ सेवन करने से सतत आदि ज्वर नष्ट होते हैं।

- तुलसी, अदरक एवं मुलहठी को घोटकर शहद के साथ सेवन करने से सर्दी के बुखार में लाभ होता है।
- तुलसी के पत्ते 6, कालीमिर्च 4, पीपल 1, मिश्री 10 ग्राम—इन सबको जल के साथ पीसकर नित्य प्रातः खाली पेट रोगी को पिलाएँ तो महीनों से ठहरा हुआ व पुराना ज्वर दूर हो जाता है। आवश्यकतानुसार दो-तीन सप्ताह पिलायें।
- तुलसी के पत्ते का रस एक बड़ा चम्मच तथा छोटी इलायची एक छोटा चम्मच को 2 कप पानी में डालकर उबालें, इसमें एक कप दूध और स्वादानुसार चीनी के साथ दिन में 2-3 बार अज्ञात आने वाले बुखार में दें।
- तुलसी का रस एक चम्मच, बेल फूल का रस एक चम्मच में, एक चम्मच शहद मिलाकर दिन में 2 बार ज्वर में लें।

जुकाम

- तुलसी के पत्ते 10 व कालीमिर्च 2 को दो बताशों के साथ प्रतिदिन सेवन करने से जुकाम में बड़ा ही लाभ होता है। तीन कप पानी में उबालें, एक कप रहने पर पीकर ओढ़ कर सो जाएँ। आवश्यकतानुसार दिन में 2 बार ले सकते हैं। जुकाम, बुखार, लू, मलेरिया, हरारत आदि में रामबाण का-सा काम करता है।
- तुलसी व अदरक का रस 3-3 ग्राम मिलाकर चाटने से जुकाम में लाभ होता है।
- तुलसी व अदरक के रस में एक चम्मच शहद मिलाकर दिन में दो-तीन बार चाटने से जुकाम दूर होता है।
- तुलसी के 8-10 पत्ते, एक-दो लहसुन की कली, 1/2 टुकड़ा अदरक कूटकर व 4-5 कालीमिर्च एक कप पानी में डालकर उबालें। जब पानी 1/4 कप रह जाये तो ठण्डा करके छानकर एक चम्मच शहद मिलाकर, जुकाम के साथ बलगम खाँसी होने पर इसे प्रतिदिन सुबह पियें।
- तुलसी के 10 पत्ते, कालीमिर्च 7, अदरक 6 ग्राम, लौंग 5—इन सबको जरा-सा कूटकर एक कप पानी में उबालें फिर छानकर शक्कर या शहद मिलाकर पीयें, दूध न डालें। खाँसी और जुकाम में लाभ होगा।
- सर्दी-जुकाम की आशंका होते ही तुलसी के 15 पत्ते व कालीमिर्च 6—इन दोनों को पीसकर चाय के साथ उबालकर सोते समय पीने से सर्दी-जुकाम ठीक हो जाता है।
- तुलसी के पत्ते, सोंठ, कालीमिर्च, पीपल, बंसलोचन सबको पीसकर लौंग या मिश्री के पानी के साथ आवश्यकतानुसार प्रयोग में लायें। सर्दी-जुकाम श्वास लेने में कठिनाई, श्वास प्रणाली में सूजन, फुफ्फुस में सूजन और क्षय आदि रोगों में लाभप्रद है।
- तुलसी के पत्ते, कालीमिर्च, सोंठ, दालचीनी, लौंग—इन सबको हरी चाय में डालकर पीने से जुकाम-नज़ला में लाभ होता है।

- तुलसी, प्याज, अदरक का रस बराबर मात्रा में मिलाकर शहद के साथ चाटने से सर्दी, जुकाम में फायदा होता है।
- तुलसी के सूखे पत्ते 3 ग्राम, अदरक का रस 1 ग्राम की चाय पीने से सर्दी-जुकाम में लाभ होता है तथा छाती में दर्द और जकड़न दूर होती है।
- तुलसी के 6 पत्ते, कालीमिर्च 3, सोंठ 2 ग्राम, गुड़ 5 ग्राम या बताशे का काढ़ा बना कर लेने से जुकाम में फायदा होता है। पीकर, ओढ़ कर सो जायें। दिन में 3-4 बार पियें।
- तुलसी के सूखे पत्तों का चूर्ण चिलम में तम्बाकू की तरह पीने से जुकाम मिट जाती है।
- तुलसी पत्ते का काढ़ा जुकाम की उत्तम औषधि है। इसे दूध-चीनी के साथ चाय की तरह भी पी सकते हैं।
- तुलसी के रस में शहद मिलाकर चाटने से जुकाम जनित ज्वर उतर जाता है। बड़ों को तीन चम्मच, बच्चों को एक चम्मच रस देना चाहिये।
- तुलसी, कालीमिर्च, सोंठ और गुड़ का काढ़ा बनाकर उसमें आधा नीबू निचोड़ कर साधारण जुकाम, ज्वर तथा मलेरिया में 2-3 घंटे के बाद पीएँ, फिर कम्बल ओढ़ कर सो जाएँ।
- तुलसी, अदरक और नागरपान का रस निकाल कर, कालीमिर्च का चूर्ण मिलायें। मिश्री की चाशनी बनाकर रस व चूर्ण को चाशनी में मिलाकर गरम करें। गरम-गरम को धीरे-धीरे चाटें। कफ पतला होकर सुगमता से बाहर निकलता है और जुकाम-नजला धीरे-धीरे ठीक हो जायेगा।
- तुलसी के पत्ते 10, कालीमिर्च 5 पानी में मिलाकर उबालें, इसमें थोड़ा-सा गुड़ और देशी घी या सेंधा नामक डालकर पीयें। इससे जुकाम में लाभ होगा।
- तुलसी, मुलहठी, कालीमिर्च, अदरक को जल में पकाकर थोड़ी शक्कर या शहद मिलाकर व ऊपर से नींबू निचोड़कर गर्मागरम चाय की तरह पीने से मौसम की सर्दी जुकाम, गले व माथे की सुस्ती को दूर किया जा सकता है।
- तुलसी के पत्तों का रस 50 ग्राम में 5 चम्मच चीनी मिलाकर शर्बत बना लें। एक चम्मच नित्य पीने से कफ ठीक हो जायेगा, क्योंकि तुलसी में बलगम को पतला करके निकालने का गुण है।
- तुलसी, अदरक, कालीमिर्च की चाय रक्त संचार और पसीने की मात्रा बढ़ाती है फलत: छाती की जकड़न व सूजन की तकलीफ दूर होती है। प्रतिदिन 4-5 बार के प्रयोग से जुकाम पतला होकर दो-तीन दिन में दूर हो जाता है।
- तुलसी के 8-10 पत्तों को पीसकर पेस्ट बनाएँ, इसे सूँघने से राहत मिलती है।
- तुलसी के सूखे पत्ते को पीसकर सूँघने से बहता जुकाम रुक जाता है।
- तुलसी के 10-15 पत्ते तथा तीन-चार पान, 100 ग्राम पानी में उबालें। जब पानी आधा बचे तो ठण्डा करके एक चम्मच शहद मिलाकर दिन में दो बार जुकाम में सेवन करें।

- तुलसी की पत्तियाँ, कालीमिर्च, लौंग का चूर्ण का काढ़ा बनाकर पीने से गरमी आती है। सर्दी-जुकाम में यह बहुत फायदेमंद होती है।
- चार कप पानी में एक चम्मच चाय की पत्ती, एक चुटकी हल्दी, दो लौंग, दो कालीमिर्च, 6 तुलसी की पत्ती, दो चम्मच चीनी डालकर पकाएँ। जब पानी एक कप रह जाए तो छान लें। रात को खाना खाने के दो घण्टे बाद इस गरम पानी में नीबू निचोड़ कर पीएँ। दो-चार दिन में जुकाम ठीक हो जायेगा।
- तुलसी के पत्ते 11, कालीमिर्च 2, सेंधा नमक एक चुटकी, सबका काढ़ा पीने से तथा तुलसी के पत्तों का रस शरीर पर मलने से सर्दी, जुकाम दूर होता है।
- तुलसी, कालीमिर्च, सोंठ को चाय की तरह उबालकर शक्कर-दूध मिलाकर पीने से जुकाम में आराम मिलता है।
- तुलसी पत्र 24, कालीमिर्च 15, अदरक 6 ग्राम, दो चुटकी सेंधा नमक को 480 ग्राम पानी में उबालें। एक-चौथाई शेष रहने पर छानकर 12 ग्राम मिश्री मिला कर पीएँ। जुकाम, खाँसी, सर्दी, ज्वर, हाथ-पैर टूटना आदि में सुबह-शाम सेवन से लाभ होगा।
- तुलसी का रस 5 ग्राम, लहसुन का रस 1 ग्राम, सोंठ 2 ग्राम, कालीमिर्च 1 ग्राम—इन सबको 250 ग्राम गो-दूध के साथ मिलाकर सुबह-शाम पीने से कुछ समय में ही जुकाम में आश्चर्यजनक लाभ होगा। जुकाम के लिए रामबाण औषधि है।
- तुलसी की 7 से 11 पत्तियाँ या छाया में सुखाई पत्तियों का चूर्ण, अदरक 2 ग्राम, सोंठ चूर्ण चौथाई चम्मच, सात कालीमिर्च के चूर्ण को 200 ग्राम पानी में 2-3 मिनट उबालें, नीचे उतारकर दो मिनट ढककर रख दें। छानकर उबला दूध 100 ग्राम व दो चम्मच चीनी में डालकर गरम-गरम ही पी लें और ओढ़कर सो जायें। इससे सर्दी, जुकाम, श्वास नली की सूजन व दर्द, साधारण बुखार, मलेरिया, बदहज्मी आदि रोग दूर होते हैं। आवश्यकतानुसार दिन में 2-3 बार ले सकते हैं।
- तुलसी पत्र के काढ़े में शहद और गाय का दूध मिलाकर पीने से सर्दी, जुकाम में लाभ होता है।
- तुलसी की मंजरी एक ग्राम में दो छोटी इलायची के दाने मिलाकर उसकी चाय पीने से, हमेशा रहने वाला जुकाम ठीक हो जाता है।
- तुलसी के बीज, सौंठ, कटेली की जड़, गिलोय बराबर मात्रा में लेकर पीस कर छान लें। 4 रत्ती की मात्रा में सेवन करने से खाँसी, कफ, छाती में कफ का जमना आदि दूर होता है।
- तुलसी की पत्तियाँ, कालीमिर्च, मुलेठी का क्वाथ सर्दी होने पर अत्यन्त लाभप्रद है।
- तुलसी पत्र, हल्दी, कालीमिर्च का काढ़ा बनाकर पीने से जुकाम व मंद ज्वर में लाभ होता है।
- तुलसी की पत्तियों के 10 ग्राम रस में गुड़ और इलायची के 2 ग्राम दाने पीसकर शहद में मिलाकर चाटने से कफ की वृद्धि रुक जाती है।
- तुलसी की पत्तियाँ, गेहूँ का चोकर, मुलेठी—प्रत्येक 5 ग्राम लेकर 200 ग्राम पानी में

उबालें, आधा पानी शेष रहने पर छान कर पीने से, सर्दी, जुकाम, बुखार, खाँसी में लाभ होता है।

जलने पर

- तुलसी के पत्तों एवं भांगरे का रस (जख्म ठीक होने के बाद) लगाने से सफेद दाग नहीं पड़ते।
- तुलसी के रस को नारियल के तेल में मिलाकर ऐसे ही या उबालकर ठण्डा होने पर जले हुए पर लगायें। जलन दूर होगी और घाव, छाले भी शीघ्र ठीक हो जायेंगे।
- तुलसी की पत्तियों का रस तिल के तेल में मिलाकर कड़ी धूप में कुछ दिनों तक रखें। जले स्थान पर इस तेल के लगाने से जलन कम हो जाती है और छाले भी नहीं पड़ते।
- तुलसी की पत्तियों को मसल कर तुरन्त जले भाग पर लेप की तरह लगा देने से छाला नहीं पड़ेगा, जलन भी दूर होगी और घाव भी भर जाते हैं।
- तुलसी के पत्तों का रस 250 ग्राम, नारियल का तेल 250 ग्राम—इन दोनों को मिलाकर धीमी आग पर गर्म करें। तेल शेष रह जाने पर गर्म तेल में ही 12 ग्राम मोम डालकर हिलायें। तेल शेष रह जाये तब जले पर लगायें, लाभदायक है।

जहरीले जीव के काटने पर

- तुलसी के पत्तों का रस दंश स्थान पर लगाने से शीघ्र आराम आता है। साँप, भौंरा, ततैया, बिच्छू के काटे पर लगाने से लाभ होगा। रस लगाने पर काला पड़ जाये तो पोंछ कर दुबारा लगायें। रस लगाने के अलावा तुलसी का रस पिलाना भी चाहिये।
- कीड़े, मच्छर के काटने पर एक छोटा चम्मच तुलसी के पत्तों का रस पानी में मिलाकर पियें। तुलसी का पेस्ट कीड़े काटे भाग पर लगाएँ।
- तुलसी के पत्तों को नमक के साथ पीसकर लगाने से भौंरा, बर्र , बिच्छू के दंश की वेदना व जलन शीघ्र मिट जाती है।
- खटमल, मच्छर आदि जन्तु तुलसी की सुगंध सहन नहीं कर सकते। तुलसी के पौधे लगाएँ, तुलसी पीसकर उस घोल को पिचकारी से छिड़कें तथा तुलसी का रस शरीर पर मलकर सोएँ तो मच्छरों से छुटकारा पाया जा सकता है।
- तुलसी पत्र 2-3 मुट्ठी और 150 ग्राम कालीमिर्च होना आवश्यक है। जिसे साँप ने काटा है वह लगातार कुछ देर चबाता रहे तो विष उतर जाता है।
- तुलसी की जड़ औरत के दूध में घिसकर या पीसकर रोगी की आँखों में आँजने और नाक में डालने से सर्प के काटे रोगी को बहुत लाभ होता है।
- तुलसी की पत्तियों का रस आँखों व कानों में टपकायें। साथ ही थोड़ी-थोड़ी देर में 24-24 ग्राम तुलसी का रस पिलाते रहें। अन्य उपचार भी करते रहें। सर्प विष-शमन करने में तुलसी लाभप्रद है।

- विष को निष्प्रभावी करने के लिए तुलसी के बीज खाये जाते हैं।
- सर्प विष में तुलसी पत्र, केले के तने का रस मिलाकर 5-10 मिनट में पिलाते रहें।
- बिस्तर के नीचे तुलसी के पौधे को रख कर सोने से विषैले जीव-जन्तु पास नहीं फटकते हैं। तुलसी के पत्तों को बिस्तर पर फैला देने से मच्छर पास नहीं आते।
- तुलसी के पत्ते या जड़ पीसकर जल में मिलाकर सर्प, बर्र, बिच्छू आदि विषैले जानवरों के काटने पर पिलायें तथा इसके पत्ते की चटनी में मक्खन या घी मिलाकर लेप करें। इससे छाती, रीढ़ व सिर की मालिश करें। तुलसी के पत्तों के रस में विष का प्रभाव नष्ट करने की अद्भुत क्षमता है। अगर साँप का काटा हुआ बेहोश हो गया हो तो तुलसी के पत्तों के रस को कपाल, गले, छाती और पीठ पर खूब लगाकर मालिश करनी चाहिये और रस की दो-दो बूँदें कान व नाक में डालने से शीघ्र लाभ होगा।
- साँप के काटे व्यक्ति को तुरन्त एक-दो मुट्ठी तुलसी पत्र खिलायें, विष फैलना रुक जायेगा। इसके साथ ही तुलसी के पौधे की जड़ को मक्खन के साथ पत्थर पर घिसकर इस लेप को साँप काटी जगह पर लगाना चाहिये। लेप लगाते समय इसका रंग सफेद होता है पर जैसे-जैसे यह लेप जहर खींचता है, वैसे-वैसे इसका रंग काला पड़ता जाता है। काला पड़ते ही लेप हटाकर दूसरा चढ़ा देना चाहिए। ऐसा तब तक करते रहें जब तक लेप का रंग काला पड़ना बंद न हो जाए।
- सर्प काटे व्यक्ति को तुलसी की पत्तियाँ या जड़ 24 ग्राम, कालीमिर्च 12 ग्राम को पानी में पीसकर पिलाना चाहिये।
- तुलसी की पत्तियों के रस में अफीम खरल करके चूहे के काटे हुए स्थान पर लगाने से चूहे का विष उतर जाता है।
- तुलसी की पत्तियों व सरसों को थूहर के दूध में पीसकर काटे हुए स्थान पर लेप करने से मेढ़क का विष दूर हो जाता है।
- तुलसी की डाल को बिस्तर पर रखने से खाट से खटमल भाग जाते हैं।
- तुलसी के रस में हरताल, नीला कमल और मैनसिल को बहुत-सी भवनाएँ देकर (तीनों वस्तुओं में तुलसी का रस डालें, सूखने पर फिर डालें) सुखाएँ। चूर्ण को तुलसी के रस में घोलकर पिलाने से चूहे का बहुत तेज विष भी नष्ट हो जाता है।
- कनखजूरे के विष में तुलसी, सज्जीखार, बकरी की मींगनियों की राख यवतिक्ता की शराब में मिलाकर पिलाना व लेप करना चाहिये।
- तुलसी के पत्तों का रस लगाने से मच्छर व जहरीले कीड़े के काटे का विष उतर जाता है।
- किसी भी प्रकार का विष पेट में चला गया हो तो तुलसी का रस जितना पिया जा सके उतना पीना चाहिये। इससे विषदोष शांत हो जाता है।
- किसी भी प्रकार का विष खाने में आ गया हो तो तुलसी की पत्तियों को पीसकर गाय के घी में मिलाकर रोगी को खिलाएँ। घी की मात्रा, रोगी की तत्कालीन अवस्था के अनुसार 100 से 500 ग्राम तक रखें। एक बार सेवन से फायदा न हो तो यह प्रयोग बार-बार करें।

- तुलसी पत्र 20, कालीमिर्च 10 दाने पानी के साथ पीसकर आधे से दो घंटे के अन्तर में बार-बार पिलाने से सर्प-विष शांत होता है।
- साँप के काटने पर बुबई-बर्बरी तुलसी के बीजों को रोगी के मुँह में रखकर चबाने को कहें। जब रोगी बीजों को अच्छी तरह चबा ले तो आधा हिस्सा रोगी निगल जाये और आधा हिस्सा सर्प काटे स्थान पर लगायें। तुलसी पत्र का 50 ग्राम रस रोगी को पिलाने से शीघ्र आराम मिलेगा।
- साँप काटने पर रोगी की मृत्यु का भय हो तो तुलसी, मुलेठी, दारू हल्दी, कूठ हल्दी, गोतित्त को पीसकर गोली बनाकर रोगी को खिलाएँ, रोगी की स्थिति में सुधार होगा।
- बिच्छू काटने पर तुलसी की पत्तियाँ तथा मंजरी का रस निकालकर दंश पर रगड़ें या तुलसी पत्र को गौ-मूत्र तथा नीबू रस में पीस कर लेप करें।
- तुलसी की पत्तियों का चूर्ण और कपूर, घी में मिलाकर खाने तथा काफी मात्रा में दूध में पीने से संखिया का विष दूर हो जाता है।
- तुलसी की पत्तियों का रस पेट भर पी लेने से किसी भी प्रकार का विषपान करने पर भी प्राण बच जायेंगे।

जी मिचलाना

- तुलसी का रस एक चम्मच पी जायें या शहद मिलाकर चाटें। जी मिचलाने में लाभ होगा।
- तुलसी पत्र का रस एक चम्मच, शहद आधा चम्मच, एक चुटकी इलायची मिलाकर देने से लाभ होता है।

टॉन्सिलाइटिस

- तुलसी की माला पहनने से टॉन्सिलाइटिस व गले के रोग नहीं होते।
- तुलसी के 11 पत्ते, कालीमिर्च 20, सोंठ चूर्ण एक चुटकी, एक चुटकी पिसा सेंधा नमक—इनको दो कप पानी में डालकर उबालें। जब पानी आधा कप रह जाये तब उतार कर छान लें। इसे रात को सोते समय बिना गर्म किये पी लें। चाहें तो सुबह भी पी सकते हैं। इसके पीने के आधे घण्टे तक पानी न पीयें। यह काढ़ा टॉन्सिल से होने वाले ज्वर और टॉन्सिल की तकलीफ को दूर करने में बहुत गुणकारी है।
- गले में दर्द होने पर तुलसी की पत्तियों का रस शहद के साथ चाटने से लाभ होता है।

छाजन

- तुलसी के पत्तों का रस तथा भांगरे का रस बराबर लेकर मिलाएँ और छाजन पर लगाकर धीरे-धीरे मलें। प्रतिदिन ताजा रस मिलाकर मलने से ज्यादा फायदा करता है।
- तुलसी के पौधे का पंचांग गौ-मूत्र में पीसकर और गर्म करके दिन में तीन-चार बार छाजन पर लगाएँ।

- तुलसी के पंचांग को पीसकर महीन चूर्ण बना लें। इसको नीबू के रस में मिलाकर गाढ़ा लेप कर लें। दाद, खाज, छाजन, अकौता, फोड़े के घाव आदि चर्म रोग पर लाभकारी है।

टाइफाईड

- तुलसी के सात पत्ते, खूबकला 6 ग्राम, उन्नाव 4 नग व 7 मुनक्के पीसकर 24 ग्राम पानी में मिलाकर उबालकर सुबह-शाम देने से बुखार का वेग शान्त होता है।
- तुलसी पत्र 15, केसर 1 ग्राम को एक साथ पीसकर जल में घोलकर ज्वर-ग्रस्त रोगी को पिला दें। यदि मोतीझरा अवरुद्ध हो गया हो तो अवरुद्ध दूर होकर दाने शीघ्र निकल आयेंगे। रोगी को आराम मिल जायेगा।
- तुलसी के 10 ग्राम पत्तों को 1 ग्राम जावित्री के साथ पानी में पीसकर शहद के साथ दिन में चार बार चटाएँ।

तिल्ली बढ़ना

- तुलसी की सूखी पत्तियों का चूर्ण, इन्द्रजौ का चूर्ण 6-6 ग्राम मिलाकर सेंधा नमक के साथ सेवन करें तो बढ़ी हुई तिल्ली अपनी स्वाभाविक अवस्था में आ जायेगी।
- तुलसी की जड़ें, नौसादर, सुहागा (फूला हुआ), जवाक्षार समान मात्रा में लेकर पीसकर चूर्ण बना लें। प्रतिदिन प्रात:काल 5 ग्राम ताजे पानी के साथ लेने से पेट में बढ़ी तिल्ली ठीक हो जाती है।

तपेदिक (टी.बी.)

- तुलसी की दो-चार पत्तियों को कालीमिर्च के साथ घोट कर गर्मी के दिनों में शहद के साथ चटायें।
- तुलसी पत्र, कालीमिर्च, अदरक, चोकर, जरा-सा नमक के साथ उबाल कर छान कर सर्दी में रोगी को पिलाने से राजयक्ष्मा ज्वर में लाभ होता है।
- तुलसी के पत्ते, अनारदाना, विषांविल प्रत्येक 48 ग्राम, सौंचल नमक, धनिया प्रत्येक 24 ग्राम, सेंधा नमक, सोंठ, कालीमिर्च, सफेद जीरा प्रत्येक 12 ग्राम, खांड 144 ग्राम—इन सबको कूट-छानकर चूर्ण बना लें। इस चूर्ण की 4 ग्राम मात्रा क्षय के रोगियों को खाने-पीने के पदार्थों में प्रयोग कराते रहें। इससे जठराग्नि प्रदीप्त होकर रोगी की भोजन के प्रति रुचि बढ़ती है। खाँसी, साँस लेने में कठिनाई होना तथा पसलियों के दर्द को दूर करके यह रोगी को बल प्रदान करता है।
- तुलसी में विद्युत शक्ति होती है। इसके आसपास की वायु स्वच्छ और शुद्ध होती है, इसी कारण यह बैक्टीरिया नाशक भी होती है। तुलसी में मिलने वाला तैलीय द्रव्य क्षय रोग के कीटाणुओं का नाश करता है। यदि क्षय रोग की चिकित्सा अत्यन्त सावधानीपूर्वक की जाय तो इस रोग को प्रथम अवस्था में ही समाप्त किया जा सकता है।

- तुलसी के ईथर में टी.बी. का नाश करने की विलक्षण क्षमता है। यह इस रोग के जीवाणु के ह्यूमन स्ट्रेन की वृद्धि को रोकती है। प्राचीन काल में तुलसी के विशाल सेनेरोरियम बनाने की प्रथा थी जिनमें तुलसी वन के अतिरिक्त ऐसे स्वास्थ्य भवनों का निर्माण किया जाता था जिनकी दीवारों और फर्शों को तुलसी के पौधों के नीचे से ली हुई मिट्टी से लीपा जाने का उद्देश्य केवल इतना था कि रोग के जंतु फर्श और दीवारों में अपने घर न बना सकें। तुलसी की पत्तियों में अवस्थित उड्डयनशील तेल इन जतुंओं को नष्ट कर देता है।

दाद

- तुलसी के पत्तों को पानी में पीसकर लगायें या तुलसी के पत्तों का रस लगाने से दाद दूर हो जाता है। तुलसी की पत्तियों के काढ़े से स्नान करें।
- तुलसी के रस को नीबू के रस में समभाग मिलाकर लगाने से दाद-खाज दूर होते हैं।
- दाद में तुलसी का रस 12 ग्राम नित्य पीयें।
- तुलसी पत्र 20, लहसुन की 1 कली पीस कर दाद पर लेप करें।
- तुलसी पत्र सौ, नमक चौथाई चम्मच, आधा नीबू निचोड़ कर पीसकर दाद पर लेप करें।
- दाद को साफ करके नीबू रगड़ें, फिर तुलसी की पत्तियाँ पीस कर लेप करें। इस प्रकार दो बार रोजाना 15 दिन तक लगायें। दाद ठीक हो जायेगा।
- तुलसी की 10-15 पत्तियाँ और एक चुटकी नमक हथेली पर रखकर मसलें और इसका रस निकालकर दाद पर सुबह-शाम लगाएँ। दाद जड़ से नष्ट हो जायेगा।
- दाद पर तुलसी के पत्ते रगड़ने से दाद अच्छा हो जाता है।
- नीम की बाहरी छाल को जलाकर राख करें, इसमें तुलसी के पत्तों का रस मिलाकर दाद के चकत्तों पर लगाएँ, आराम मिलेगा।
- तुलसी के पत्तों में थोड़ी-सी लाल मिट्टी डालकर पीस लें। प्रतिदिन दाद पर गीला लगाएँ। एक माह में दाद जड़ से नष्ट हो जायेगा।
- तुलसी का रस, पत्थर का चूना, गाय का घी 6-6 ग्राम मिलाकर कस्कुट या कांसे की थाली में घोटकर कागज जैसा लेप बना कर दिन में 2-3 बार इसे लगाएँ। लाभ होगा।
- तुलसी के 12 ग्राम रस को 125 ग्राम सरसों के तेल में पका कर लगाने से दाद, खाज में आराम होता है।
- तुलसी के रस में सेंधा नमक और थोड़ा-सा नींबू का रस घोलकर लगाने से दाद ठीक हो जाता है।
- तुलसी व नीम की पत्तियों को दही में पीसकर लगाने से दाद ठीक हो जाता है।

दस्त

- तुलसी के पंचांग (जड़, पत्ती, डाली, मंजरी, बीज) का काढ़ा देने से दस्त में लाभ होता है और पाचन शक्ति बढ़ती है।

- तुलसी की 12 पत्तियों और 6 कालीमिर्च—इन दोनों को पीसकर प्रतिदिन 4 बार अतिसार में लेना चाहिये।
- तुलसी और जायफल का चूर्ण सेवन करने से अतिसार दूर हो जायेगा।
- तुलसी का 12 ग्राम रस प्रातः दही के साथ रक्तातिसार में एक सप्ताह तक लें।
- तुलसी के पत्तों का 10 ग्राम रस पीना मरोड़ व अजीर्ण में लाभप्रद है।
- तुलसी का काढ़ा पीने से दस्तों में लाभ होता है।
- तुलसी के 10 पत्ते 1 ग्राम जीरे में पीसकर दिन में 3 बार चटाने से दस्त बन्द हो जाते हैं।
- तुलसी के रस में इलायची और पुदीने का चूर्ण मिलाकर सेवन करने से दस्त बन्द हो जाते हैं।
- तुलसी के पंचांग के काढ़े में 3 ग्राम जायफल का चूर्ण डालकर पीने से दुस्साध्य दस्त में शीघ्र लाभ होने लगता है।
- तुलसी की सूखी पत्तियों का दो ग्राम चूर्ण और पाँच ग्राम ईसबगोल मिलाकर प्रतिदिन सेवन करने से दस्त बन्द हो जाते हैं।
- तुलसी के बीज 10 ग्राम को 50 ग्राम पानी में रातभर भिगो दें। सुबह पीस- छानकर दूध या पानी के साथ सेवन करने से रक्तातिसार दूर होता है।
- तुलसी की पत्तियाँ, बेर की गुठलियों का गूदा, बेल का गूदा प्रत्येक 10 ग्राम, कालीमिर्च 5 ग्राम पानी के साथ पीसकर मटर के बराबर गोलियाँ बनाकर गाय के मट्ठे के साथ 2-2 गोलियाँ दिन में 3 बार देने से दस्त बन्द हो जायेंगे।
- तुलसी की पत्तियाँ तथा इन्द्रजौ की छाल का क्वाथ या चूर्ण बनाकर सेवन करने से प्रवाहिका अतिसार दूर होता है।

दमा (श्वास)

- तुलसी के पत्तों का रस व अदरक का रस एक-एक चम्मच शहद के साथ लेने से दमा, श्वास, कफ, खाँसी और ज्वर में अच्छा लाभ होता है। कफ निकल कर बाहर आ जाता है।
- तुलसी के 20 ग्राम रस में 12 ग्राम शहद मिलाकर चटायें, दमा दब जायेगा। नियमित प्रयोग से स्थायी लाभ होता है।
- तुलसी की पत्तियाँ और कली (मंजरी) 3-3 ग्राम लें। उसे 250 ग्राम पानी में पकायें। 60 ग्राम शेष रहने पर पुराना गुड़ 12 ग्राम मिला दें। रोगी को एक खुराक दें। ऐसी 4 खुराक नित्य पिलाने से दमा रोग में बहुत लाभ होता है।
- तुलसी का रस, शहद, अदरक का रस, ब्याज का रस मिलाकर लेने से दमा खाँसी में बहुत लाभ होता है।
- साँस फूलने की शिकायत होने पर तुलसी के पत्ते काले नमक के साथ मुँह में रखने से लाभ मिलता है।

- तुलसी के पत्ते व कालीमिर्च समभाग मिलाकर लेने से दमे का प्रकोप कुछ ही पलों में शान्त हो जायेगा।
- तुलसी के 10-12 पत्ते, अदरक, सौंठ 6 ग्राम, वासा के पीले पत्ते 3-4, कालीमिर्च 1 नग, गिलोय की 6 इंच लम्बी टहनी कुचल लें। इन सबको डेढ़ गिलास पानी में पकाएँ। जब आधा गिलास पानी शेष रह जाए तो इसमें 10-15 ग्राम गुड़ मिलाकर छान लें। यह तीन मात्रा दवा बनी। दिन में 4-4 घंटे बाद तीन बार पिलाएँ। दमा, पुरानी सूखी, गीली खाँसी में बहुत लाभप्रद है।
- तुलसी का पंचांग, ऑक के पीले पत्ते, अडूसा के पत्ते, भंग तथा थूहर की डाली प्रत्येक 5 ग्राम लेकर बारीक चूर्ण बनायें, इसमें थोड़ा-सा सांभर नमक डालें। इसे मिट्टी के घड़े में भर कर ऊपर से कपड़ा बाँधकर मिट्टी का लेप कर दें। केवल जंगली लकड़ी की आग पर इसे 3-4 घण्टे तपाएँ। ठण्डा होने पर पीसकर, छानकर रख लें। दमे की शिकायत होने पर दिन में तीन बार नित्य पाँच ग्राम चूर्ण शहद के साथ लें।
- तुलसी की पत्तियाँ, सोंठ, छोटी चित्रफला, ब्रह्मदण्डी, कुलथी समान मात्रा में लेकर क्वाथ बना कर सेवन करने से खाँसी, श्वास की व्याधि दूर होती है।
- तुलसी, गुरुचि, सोंठ, छोटी चित्रफला, बमनेठी समान मात्रा में लेकर क्वाथ बनाकर सेवन करने से हिचकी व श्वास के रोग दूर होते हैं।
- तुलसी पत्र की बीड़ी बनाकर पीने से नया प्रतिश्याय दूर होता है।
- तुलसी की 10 ग्राम पत्तियों का क्वाथ बनाकर मिश्री व गाय का दूध मिला कर पीने से खाँसी प्रतिश्याय का भय नहीं रहता है। यह रोग लगातार रहने पर इस क्वाथ से दूर हो जायेगा।
- तुलसी की मंजरी 5 ग्राम में 10 ग्राम सोंठ मिलाकर काढ़ा बनायें। ठण्डा होने पर शहद मिलाकर श्वास के आक्रमण होने पर दिन में दो-तीन बार पियें।

दाँत

- तुलसी की सूखी पत्तियाँ 12 ग्राम, जटामांसी 1 ग्राम, अकरकरा, भुनी सुपारी व सेंधा नमक 6-6 ग्राम, बादाम के छिलके की राख 12 ग्राम, छोटी इलायची 3 ग्राम, रूमी मस्तंगी 12 ग्राम—इन सबका कपडछान चूर्ण बना लें। इस मंजन से दाँत के सारे रोग दूर हो जाते हैं और मोती की तरह चमकने लगते हैं।
- तुलसी की पत्तियाँ, कपूर, लौंग पीसकर गोलियाँ बना लें। यह गोली दाँत के नीचे दबाने से पायरिया व अन्य दंत रोगों में आराम मिलता है।
- तुलसी की पत्तियों की गोली बनाकर दुखते दाँत के नीचे रखने से पीड़ा दूर होती है।
- तुलसी की पत्तियाँ व कालीमिर्च पीसकर उसका कल्क करके दुखते दाँत के नीचे दबाकर रखने से दाँत पीड़ा दूर होती है।
- तुलसी पत्तियों को सुखाकर उनका चूर्ण बना कर दाँतों पर घिसने से लाभ होता है।

- तुलसी के पत्ते व कालीमिर्च को पीसकर गोली बनाकर दाँत के नीचे रखने से या मंजन की तरह मलने से दाँत दर्द बन्द हो जाता है।
- तुलसी के सूखे पत्ते 20 ग्राम, अजवाइन 20 ग्राम, सेंधा नमक 10 ग्राम, अखरोट की छाल 10 ग्राम—इन सबको मिलाकर बारीक पीस लें। दाँत दर्द, दाँतों का मैलापन दाँतों की बदबू, मवाद, पीप आदि इस मंजन को लगाने से समाप्त हो जाते हैं तथा दाँत पत्थर के समान मजबूत और मोती की तरह चमकने लगते हैं।
- तुलसी के पत्रों को सुखाकर अत्यन्त बारीक चूर्ण बनाकर इसमें थोड़ा-सा सरसों का तेल मिला लें। इस पेस्ट को अंगुली से दाँत व मसूड़ों पर मलना पायरिया में अत्यन्त उपयोगी है। मुँह की दुर्गन्ध दूर होती है तथा मुख की शुद्धि होती है।
- तुलसी के पत्ते बीज, फूल, छाल, जड़ और सुपारी तथा बादाम के छिलके 50-50 ग्राम को तवे पर भून लें, कालीमिर्च, कपूर, लौंग व फिटकरी 5-5 ग्राम और मुलहठी व पिपरिया कत्था, 10-10 ग्राम कूट-पीसकर कपड़छान कर लें। पायोरिया के रोगी रोज इस मंजन को करें।
- तुलसी और चमेली के पत्ते मसूड़ों के दर्द में चबाने से मसूड़ों की पीड़ा दूर होती है।
- तुलसी की पत्तियाँ व अदरक को दाढ़ों के नीचे रखकर दबाने से दाढ़ का दर्द दूर होता है।
- तुलसी के पत्तों के रस में कपूर मिलाकर रुई भिगो कर (जिस दाढ़ में कीड़ा लगा हो) फाहा रखने से दाढ़ दर्द तुरन्त बन्द हो जाता है।
- तुलसी के पत्तों को खाना खाने के बाद चबाकर खायें फिर पानी पी लें। मुँह से सुगन्ध भी आयेगी व दाँत मजबूत, सुन्दर होंगे।
- तुलसी के पाउडर को टूथपेस्ट में मिलाया जा सकता है।
- तुलसी के पत्तों को पीसकर उनके रस में कपूर मिला लें, उसे गले दाँत पर ठण्डा गर्म लगते दाँत पर लगाएँ, इससे दाँतों के गलने में रोकथाम होगी तथा दाँतों के ऊपरी व निचले सिरों पर लगाने से उनमें सर्द-गर्म लगना तथा दाँतों से बदबू आना बन्द हो जाता है।
- तुलसी के पत्तों को कालीमिर्च के साथ पीसें, इसमें दो बूँद सरसों का तेल डालकर इसे दाँतों पर मलें।
- तुलसी की जड़, पत्ते, डण्ठल, फल, बीज को पानी में उबालें। जब पानी आधा रह जाए तो उस काढ़े के गुनगुना रहने पर कुल्ले करें। दाँत के कीड़े मर जायेंगे और मसूड़े का दर्द समाप्त हो जायेगा। यदि दंतरोग हुआ हो तो वह मिट जायेगा।
- तुलसी के 2 पत्ते, नमक की एक डली, एक चुटकी कालीमिर्च मिलाकर पीस लें, इसे दर्द कर रहे दाँत पर मलें, जल्दी ही राहत मिलेगी।
- दंतशूल में तुलसी की जड़ का क्वाथ बनाकर कुल्ला करने से लाभ होता है।
- तुलसी की पत्तियाँ पीसकर गोली बनाकर दुखते दाँत के नीचे रखें, थोड़ी देर में राहत मिलेगी।
- तुलसी की पत्तियों का रस कान में डालने से दाँत के कीड़े मर कर गिर जाते हैं।

धनुर्वात (टिटेनस)

- काली (श्याम) तुलसी की पत्तियों का रस, प्याज का रस, लहसुन का रस, अदरक का रस 5-5 ग्राम मिलाकर चार खुराक बनायें। प्रतिदिन 4 बार 3-3 घण्टे से लें। टिटेनस की व्याधि में लाभ होता है। औषधि प्रतिदिन ताजा बनायें, रोगी को पिलायें तथा शरीर पर भी मलें।
- काली तुलसी, लहसुन व प्याज का रस मिलाकर 5-5 ग्राम रस पीने और शरीर पर मलने से धनुर्वात में नसों के तनाव में लाभ होता है।

निमोनिया (फुफ्फुस प्रदाह)

- तुलसी के पत्ते अथवा अदरक का रस 6 ग्राम, शहद 6 ग्राम—इन दोनों को मिलाकर दिन में 2-3 बार दें। इस औषधि को देने के बाद किसी इंजेक्शन की आवश्यकता नहीं पड़ती। खाँसी, बलगम, दर्द आदि ठीक हो जाते हैं।
- तुलसी के रस में कालीमिर्च चूर्ण मिलाकर दिन में चार बार पिलाने से निमोनिया में लाभ होता है।
- तुलसी के पत्ते 20, कालीमिर्च 15, दोनों को चटनी की तरह पीस लें। 250 ग्राम पानी उबालें, जब आधा पानी शेष रह जाये तो छानकर चटनी मिला कर रोगी को गुनगुना पिला दें। दिन में कई बार ऐसा करने से निमोनिया का प्रभाव दूर हो जाता है।

नकसीर

- तुलसी की जड़ का चूर्ण पान में रखकर खाने से रक्त बहना बन्द हो जाता है।
- तुलसी का रस नाक में डालने से या सूँघने से नकसीर बन्द हो जायेगी।
- नकसीर आने पर तुलसी के रस में कपूर मिलाकर कुछ बूँदे नाक में टपका देने से लाभ होता है।
- नकसीर फूटने पर तुलसी की मंजरी बार-बार सूँघें।

नशा

- तुलसी के पत्तों के रस में घी मिलाकर खाने से अफीम, तम्बाकू, धतूरा आदि के नशे में लाभ होता है।
- तुलसी के 10-12 पत्ते और 4-6 कालीमिर्च पीसकर एक कप पानी में मिश्रित कर पिलाने से भांग का नशा उतर जाता है।
- तुलसी की पत्तियाँ 4, दो कालीमिर्च, एक लौंग या एक-दो ग्राम अदरक को 250 ग्राम पानी में उबालने के बाद कुछ दूध-मिश्री मिलाकर (या दूध-मिश्री बिना भी) चाय के स्थान पर इसका प्रयोग दिन में दो-तीन बार करने से चाय की आदत से मुक्ति मिल सकती है। किसी प्रकार के विष का शरीर में संचार होने पर यह लाभदायक सिद्ध होती है।

निम्न रक्तचाप

- ❒ तुलसी के 10-15 पत्तों के रस को एक चम्मच शहद के साथ मिला कर लें।
- ❒ तुलसी के पत्ते 10, इलायची 2, लौंग 2, कालीमिर्च 4—इनका चूर्ण बना लें और चाय में डालकर या पानी में खूब उबाल कर नित्य निम्न रक्तचाप रोग के शुरूआत में पियें।
- ❒ इसका स्वरस शरीर पर मलने से नसों में रक्त-परिभ्रमण की क्रिया सक्रिय एवं सतेज होती है, जिससे निम्न रक्तचाप में लाभ होता है।

नाक

- ❒ तुलसी का चूर्ण सूँघने या तुलसी का रस नाक में दिन में कई बार टपकाने से पीनस रोग ठीक हो जाता है।
- ❒ तुलसी रस में कपूर मिलाकर नाक में डालें। इससे नाक के कीड़े मर जाते हैं और घाव भर जाता है तथा सात दिन में पीनस रोग बिल्कुल ठीक हो जाता है।
- ❒ तुलसी की पत्ती या फूल (मंजरी) का चूर्ण सूँघते रहने से बहुत लाभ होता है। इससे नासिका से मस्तिष्क तक की शिराएँ पुष्ट और निरोगी बनती हैं।
- ❒ तुलसी के सूखे पत्तों का बारीक चूर्ण या गीले पत्ते मसलकर सूँघने से नाक में हुई फुँसी व जख्म में लाभ होगा।
- ❒ तुलसी की सूखी पत्तियों का महीन चूर्ण बनायें, नथुनों से सूँघनी की तरह सूँघने से नाक से आती दुर्गन्ध दूर होती है तथा नाक के कीड़े मर जाते हैं।
- ❒ तुलसी की मंजरी, कालीमिर्च, छोटी पीपर, सेंधा नमक, बच, सोंठ, सहिजन, छोटी दन्ती, कटेरी (भटकटैया) की जड़—इन सबको 12-12 ग्राम लेकर पानी डालकर पीसें। इस लुगदी को 375 ग्राम सरसों के तेल में धीमी आँच पर पकायें। साथ ही 3 छटाँक बेल-पत्र का रस मिलायें। जब केवल तेल शेष रह जाये तो छान लें। इस तेल को नित्य दो बार नाक में डालने से जटिल पीनस रोग भी अच्छा हो जाता है तथा नाक की दुर्गन्ध दूर होती है।
- ❒ तुलसी की पत्तियाँ और बेर के बीज का चूर्ण मिलाकर नाक में पीड़ा होने पर, नाक में फुन्सी होने पर इसे सूँघें व घाव पर लगाएँ।

पथरी

- ❒ तुलसी के बीज का चूर्ण 30 ग्राम, खाने का सोडा 10 ग्राम मिलाकर प्रतिदिन 4-4 ग्राम दवा सुबह-शाम छाछ के साथ पियें। छोटी पथरी टुकड़े-टुकड़े होकर मूत्र मार्ग से निकल जायेगी। जिनका ऑपरेशन हो चुका है वे भी इसे लें तो दुबारा पथरी नहीं बनेगी।
- ❒ तुलसी के सूखे हुए पत्ते व अजवाइन 20-20 ग्राम, सेंधा नमक 10 ग्राम—इन तीनों को मिलाकर पीस लें। प्रात:-सायं 3 ग्राम दवा गुनगुने पानी के साथ दें। गुर्दे के दर्द से टक्करें मारते रोगी इस दवा के देते ही हँसने लगते हैं। पथरी के दर्द में फौरन आराम होता है।

पेट दर्द, अफारा, बदहज्मी, खट्टी डकारें, कब्ज, क़ै, नज़ला, जुकाम, खाँसी आदि के लिए अत्युत्तम औषधि है।

- ❑ तुलसी का पंचांग (या केवल पत्ती-फूल) पानी में पकाकर काढ़ा बनायें। रोगी को किसी ऊँचे आसन पर बैठाकर इस काढ़े वाले बर्तन की सीध में इन्द्रिय को भाप दें। इस भाप से सिकाई करने से पथरी नष्ट हो जाती है। कुछ दिनों तक लगातार करना चाहिये।
- ❑ तुलसी की मंजरी (बीज) का काढ़ा बनायें, जब भाप बनने लगे तो उस पतीली को अँगीठी समेत बिना पैंदी की कुर्सी, जिसमें कि रोगी को बैठा रखा है, के नीचे रख दें। इस भाप से मूतेन्द्रिय पर असर पड़ेगा और पथरी टूटकर, गलकर पिघलने लगेगी। यह क्रिया एक सप्ताह करें।

पक्षाघात

- ❑ तुलसी के पत्ते उबालकर रोग ग्रस्त अंग को भाप देने, धोनें से लाभ होता है।
- ❑ तुलसी के पत्ते, सेंधा नमक, दही—इन सबको पीसकर लेप करें।
- ❑ तुलसी के बीजों को पीसकर लकवा ग्रस्त अंग पर लेप करें।
- ❑ तुलसी के पंचांग का क्वाथ बनाकर पैरों के लकवे वाले भाग को धोएँ।
- ❑ तुलसी, नीम, बेल, इद्रजव, गनियारी के पत्तों, जड़ों और फूलों को मिलाकर क्वाथ बनाएँ। गुनगुने क्वाथ से रोग ग्रस्त अंग पर मालिश करें तथा थोड़ा-थोड़ा पीयें।

प्लेग (ताऊन)

- ❑ तुलसी का रस प्लेग की गाँठों (गिल्टियों) पर चुपड़ने से लाभ होता है।
- ❑ तुलसी पत्र 18 ग्राम, कालीमिर्च 1 गाम, मिश्री 2 ग्राम पीसकर खिलाएँ।
- ❑ तुलसी पत्र, कालीमिर्च, छोटी पीपल, गूमा बूटी की पत्ती, नीम की पत्ती—ये यह सब 48-48 ग्राम लें, कपूर 3 ग्राम लें तथा सबको पीसकर 2-2 रत्ती की गोलियाँ बनायें। इन दवाओं को खूब (8 घण्टे तक) घोटने के बाद ही गोली बनायें। हर दो घण्टे बाद गोली गर्म पानी से सेवन करायें।
- ❑ तुलसी की पत्तियाँ, पीपल की कोपलें, बेल की पत्तियाँ प्रत्येक 60-60 ग्राम को एक किलो पानी में पकायें, आधा पानी रहने पर छान लें। इसका 24-24 ग्राम पानी हर डेढ़ घण्टे बाद पियें। गिल्टी पर तुलसी का रस भी चुपड़ दें। यह प्रयोग प्लेग को नष्ट करता है।
- ❑ तुलसी की पत्तियों एवं कालीमिर्च को मधु के साथ खाने से लाभ होता है।
- ❑ तुलसी की पत्तियों का रस शरीर पर लगाने से प्लेग दूर होता है।

पसली का दर्द

- ❑ तुलसी का रस, अदरक व पुष्कर जड़ का चूर्ण—सब सममात्रा मिलाकर, तपाकर थोड़ा गर्म-गर्म ही पसली पर लेप करें।

पीलिया

- तुलसी की पत्तियों का 12 ग्राम रस, मूली का 48 ग्राम रस मिलाकर गुड़ के साथ पिलाने से पीलिया रोग दूर हो जाता है। एक महीने तक दिन में तीन बार सेवन करें, रोगी मौत के मुँह से भी बच जाता है।
- तुलसी दल और पुनर्नवा जड़ दोनों तीन-तीन ग्राम पीसकर 50 ग्राम पानी में घोल कर पी लें। यह बहुत ही आरोग्यकारी योग है।

प्लीहा

- तुलसी के पत्ते का 2 चम्मच रस पीने से पाचन शक्ति तीव्र होती है।
- तुलसी पत्र का 12 ग्राम रस पीने से तथा प्लीहा के स्थान पर चुपड़ने से बहुत लाभ होता है। 15 तुलसी के पत्तों को पीसकर गोली बनाकर खायें।
- तुलसी की जड़, जवाखार, भुना सुहागा, नौसादर सब 60-60 ग्राम लें, पीसकर कपड़छान चूर्ण तैयार करें। 3 ग्राम चूर्ण नित्य प्रात: ताजे पानी से सेवन करें। यदि कष्ट अधिक हो तो भोजन के बाद दोपहर-शाम को भी 1-1 खुराक ले सकते हैं। यह औषधि बढ़े हुए प्लीहा को घटाकर स्वाभाविक रूप प्रदान करती है। रोगी की भूख बढ़ाती है तथा समुचित मात्रा में भोजन करते हुए पुन: स्वस्थ हो जाता है।

पेट दर्द

- तुलसी के 4-6 ताजे पत्ते या नीचे स्वयं गिरे हुए पत्ते खाते रहने से या पीसकर गोली बनाकर पानी के एक घूँट के साथ निगलने से पेट के सामान्य रोगों से बचाव रहता है। खाँसी, जुकाम, ज्वर तथा कफ की विकृति नहीं हो पाती।
- तुलसी पत्र, सोंठ, अजवाइन, राई, सेंधा नमक, मीठा सोडा—सबका समान भाग लेकर पीस-छानकर शीशी में भर दें। सुबह-शाम या आवश्यकतानुसार पेट दर्द होने पर प्रयोग में लाया जा सकता है। व्याधि जीर्ण होने पर इस चूर्ण का नियमित सेवन करें।
- तुलसी व अदरक का रस बराबर मात्रा में शहद के साथ देने से पेट दर्द गायब हो जायेगा।
- तुलसी व अदरक का रस समान मात्रा में लेकर गुनगुना करके पी लें। इसे 3-3 घण्टे से 1-1 चम्मच लें। पेट दर्द और उदर की व्याधि में आराम होता है।
- तुलसी का 12 ग्राम रस पीने से पेट दर्द व मरोड़ ठीक हो जाता है।
- तुलसी के पत्तों को मिश्री के साथ मिलाकर पेट दर्द में देवें।
- तुलसी और हल्दी का 1-1 चम्मच रस मिलाकर दिन में 3 बार पीने से पेट दर्द में लाभ होता है।
- पेट में फफोले पड़ते हों या वायुगोला का दर्द उठता हो तो तुलसी पत्र और सोए (भाजी), का काढ़ा बनाकर थोड़ा-सा सेंधा नमक डालकर पीयें।
- पेट, छाती या पार्श्व, कहीं भी शूल की तरह वेदना होती हो तो अजवाइन, पीपरामूल,

सोडा-बाइ-कार्ब प्रत्येक दो ग्राम लेकर पीसकर पानी के साथ फंकी लें। इसके बाद दो चम्मच तुलसी का रस पी लें।

❒ बादी का दर्द होने पर तुलसी की पत्तियों का रस या काढ़ा नियमित पीने से लाभ होता है।

पेट में कीड़े

❒ तुलसी के 5-15 पत्तों को गुड़ में मिलाकर किसी दस्तावर औषधि, जैसे—सनाय, कुटकी, जमालघोटा आदि के साथ प्रयोग में लायें। भोजन के तुरन्त बाद न लें।

❒ तुलसी का रस गुनगुना करके दिन में दो बार तीन दिन तक पीने से पेट के कीड़े मर जाते हैं। कृमि रोग प्राय: बच्चों को होता है, अत: सावधानी से थोड़ी-थोड़ी दवा देनी चाहिये।

❒ तुलसी का 12 ग्राम रस, कालीमिर्च का चूर्ण 3 रत्ती, वायविडङ्ग का चूर्ण 1 ग्राम—इन सबको मिलाकर पीने से पेट के कीड़े समाप्त हो जाते हैं।

❒ तुलसी की पत्तियों का रस व अदरक का रस 10-10 ग्राम लेकर हल्का-सा गरम करके दिन में तीन बार लें।

पित्ती

❒ तुलसी का रस शरीर में लगाने से शीतपित्त शान्त हो जाता है।

❒ तुलसी का रस 12 ग्राम में 1 रत्ती सेंधा नमक मिलाकर पित्ती पर चुपड़ने से आराम मिलता है। केवल तुलसी का रस चुपड़ने से पित्ती के ददोरे शान्त हो जाते हैं।

❒ तुलसी के बीज, आँवले के मुरब्बे के साथ सुबह-शाम 1-1 ग्राम खाने से जिन्हें प्राय: पित्ती निकलती हो, लाभ होगा।

❒ पित्ती निकलने पर तुलसी मंजरी व पुनर्नवा की पत्ती समान भाग लेकर क्वाथ बनाकर पीने से पित्ती शान्त होती है।

❒ रक्त विकार में तुलसी व गिलोय 3-3 ग्राम लेकर क्वाथ बनाकर 2 बार मिश्री के साथ पीने से सभी प्रकार के रक्त विकार दूर होते हैं।

❒ शीत पित्ती (जुड़ पित्ती) के ददोड़े उभरते हों तो तुलसी की पत्तियाँ पीसकर काली मिट्टी के साथ मिलाकर शरीर पर प्रतिदिन लेप करें।

❒ तुलसी की पत्तियों को गंगाजल में पीसकर लगाने से त्वचा के चकत्ते थोड़े समय में मिट जाते हैं।

कुष्ठ रोग

❒ चर्म रोगों की औषधियों को तुलसी के साथ सेवन करने से उनकी शक्ति अत्यधिक बढ़ जाती है तथा रोग अपेक्षाकृत कम समय में मिट जाता है।

फोड़े-फुन्सी, खुजली

- तुलसी के पत्तों का 250 ग्राम रस, नारियल के 250 ग्राम तेल में मिलाकर धीमी आँच पर गर्म करें। पानी का भाग जल जाने पर गर्म तेल में 12 ग्राम मोम डालकर हिलायें। मरहम तैयार हो जायेगा। फोड़े-फुन्सी व खुजली पर लगाने से बहुत लाभ होगा।
- तुलसी के रस या काढ़े से या पानी में तुलसी पत्र पीसकर उस पानी से धोने से समस्त चर्म विकार, फोड़ा, फुन्सी के घाव आदि शीघ्र भर जाते हैं।
- तुलसी की पत्तियाँ, सरसों के तेल में डालकर पकायें। पत्तियाँ जल जाने पर नीचे उतार कर तेल छान लें। यह तेल फोड़ा, फुन्सी, घाव, चर्म रोग और आग से जलने के घाव पर बहुत लाभकारी है।
- तुलसी की लकड़ी को चन्दन की भाँति घिसें। इसका लेप करने से बरसाती और गर्मी की छोटी-छोटी फुन्सियाँ जल्दी ठीक हो जाती हैं।
- तुलसी और नीबू के रस को मिलाकर फोड़े-फुन्सी, खुजली व चर्म रोग पर मालिश करने से लाभ होगा
- तुलसी के 10-15 पत्ते व तीन-चार पान 100 ग्राम पानी में उबालें, आधा पानी बचने पर ठण्डा करें और एक ग्राम शहद मिलाकर दिन में दो बार सेवन करें। किसी भी प्रकार की गिल्टी हो आराम मिलेगा।
- तुलसी के रस का लेप करने से खुजली व फोड़े में आराम होता है।
- तुलसी की 125 ग्राम पत्तियों को पीस कर लुगदी को दो किलो तुलसी के स्वरस तथा 1 किलो तिल के तेल में पकायें। रस के जल जाने पर ठण्डा करके बोतल में भर लें। चर्म रोगों, फोड़े, फुन्सी, दाद, खाज, कुष्ठ रोग आदि के लिए यह तेल बहुत उपयोगी है।
- तुलसी की पत्तियाँ और माजूफल रोज खायें तथा तुलसी का रस लगायें व इसका रस पीने से खुजली में अत्यन्त लाभ होता है।
- तुलसी व अरण्ड के पत्तों को समभाग पीसकर जरा-सा सेंधा नमक, एक-दो कालीमिर्च का चूर्ण मिलाकर बंद या गाँठ पर बाँध दें तो वह बैठ जायेगी।
- तुलसी के रस में पीपल की छाल को घिस कर लगाने से काँखोरी फोड़ा बैठ जाता है।
- तुलसी की पत्तियाँ सरसों के तेल में पकायें, पत्तियाँ जल जाने पर नीचे उतार कर छान लें। यह तेल चर्म रोग में लाभप्रद है।
- तुलसी का पंचांग सुखाकर समान मात्रा में चूर्ण बनाकर क्वाथ बनायें। यह क्वाथ रक्तशोधक होने के कारण इसका सेवन करने से चर्मरोग नहीं होते।
- बालतोड़ से होने वाले फोड़े पर तुलसी पत्र, पीपरे की कोपलें पीसकर लगाने से आराम होता है।
- बगल में होने वाले फोड़े पर तुलसी पत्र, राई, गुड़, गुग्गुल समान मात्रा में लेकर पानी में पीसकर गर्म करके बाँधने से फोड़ा फूटकर मिट जायेगा।

- तुलसी की 200 से 250 ग्राम पत्तियों के रस में 250 ग्राम पानी व 250 ग्राम तिल का तेल मिलाकर उबालें। पानी जल जाने पर तेल शीशी में भर लें। इस तेल से त्वचा के अनेक रोग व खुजली आदि दूर हो जाते हैं।

फेफड़ों में सूजन (PLEURISY)

- तुलसी के पत्तों का रस 15 ग्राम से 30 ग्राम तक धीरे-धीरे बढ़ाते हुए प्रातः-सायं खाली पेट लेने से प्लुरिसी में शीघ्र और आश्चर्यजन रूप से लाभ होता है। इससे दो-तीन दिन में बुखार उतर कर सामान्य हो जाता है और सप्ताह-दस दिन में द्रव सूख जाता है। फेफड़ों में पानी भरना, ज्वर, साँस रुकना, छाती में दर्द रहना आदि में लाभ होता है।
- फेफड़ों में कफ जमा हो तो तुलसी के सूखे पत्ते, कत्था, कपूर, इलायची समान मात्रा में नौ गुनी शक्कर मिलाकर पीस लें। चुटकी भर सुबह-शाम सेवन करने से जमा हुआ कफ बाहर निकल जाता है।

बवासीर

- तुलसी के पत्ते का रस गुदाद्वार व अर्शांकुर पर लगायें। तुलसी के पत्तों का सेवन भी करें, मस्से मिट जाते हैं।
- तुलसी के बीजों का चूर्ण सुबह-शाम ताजे पानी के साथ लेने से बवासीर में लाभ होता है। एक बार में 3 ग्राम चूर्ण लें।
- वन तुलसी का शर्बत पीने से बवासीर में लाभ होता है।
- तुलसी के पत्तों को पीसकर मट्ठे में मिलाकर पीने से बवासीर मिट जाती है।
- तुलसी के 3 ग्राम बीज चूर्ण दही में मिलाकर खाने से बवासीर में लाभ होता है।
- तुलसी के पत्तों और काकजंघा (अरण्ड) की जड़ समान मात्रा में पीसकर मलद्वार पर लगायें तथा साथ-साथ रोगी को खिलाना भी चाहिये।
- तुलसी की जड़ और निमोली (नीम का फल) की मींगीं खूब बारीक पीस लें फिर 2 ग्राम दवा छाछ के साथ निगल जायें, बवासीर के कष्ट में लाभ होगा।
- तुलसी के 3 या 5 पत्ते रोज खायें, भोजन के साथ वाले पानी में पाँच पत्तों के टुकड़े करके आधा घण्टे पहले डाल दें।

बाला (नारू)

- चमड़ी में से लम्बा, धागे-जैसा कीड़ा निकलता है। जहाँ से निकलने वाला होता है वहाँ सूजन आ जाती है, वहाँ तुलसी की जड़ पीसकर लेप करने से बाला 2-3 इंच बाहर आ जाता है। इसे धागे से बाँध देना चाहिये। दूसरे दिन फिर इसी प्रकार लेप करें, इस प्रकार लेप करते रहने से पूरा बाला बाहर निकल जाता है। बाला पूरा बाहर निकल जाने पर भी लेप करते रहने से बाला का विष पूर्ण नष्ट हो जायेगा।

- तुलसी की जड़ को घिसकर या पत्तियों को नीबू के रस में मिलाकर सूजन पर लगायें। नारू कीड़ा निकल पड़ेगा। दूसरे दिन फिर लगायें दूसरा नारू निकलेगा। इस तरह बार-बार लगाने से सारे कीड़े निकल जायेंगे।

बिजली गिरना

- तुलसी की जड़ धारण करने से बिजली गिरने का डर नहीं रहता है।
- वर्षा में आकाश में बिजली गिरने से या तार की बिजली (करंट लगने) से व्यक्ति बेहोश हो जाए तो सिर तथा चेहरे पर तुलसी का रस मलने से होश आ जायेगा।

बेहोशी (मूर्च्छा)

- तुलसी के रस में थोड़ा-सा सेंधा नमक मिलाकर मूर्च्छा की अवस्था में दो बूँदें नाक में डालने से बेहोशी दूर हो जाती है।
- तुलसी पत्र, सफेद जीरा, कालीमिर्च, सोंठ, अजवाइन, सेंधा नमक, पीपल आदि को समभाग लेकर चूर्ण बना लें। लहसुन की कलियाँ छीलकर रात को दही में भिगो कर रख दें। सुबह दही के साथ लहसुन को पीस लें। इसमें ऊपर बनाया थोड़ा-सा चूर्ण मिलाकर दौरा शुरू होने या दौरे के बाद सेवन करें। इसके नियमित सेवन से बेहोशी, मिर्गी, हिस्टीरिया का शमन होता है।
- तुलसी पत्र का रस पिलाने से बेहोशी तत्काल दूर हो जाती है।

मिर्गी

- तुलसी के पत्तों के 10 ग्राम रस में 1 ग्राम सेंधा नमक मिलाकर 1-1 बूँद नाक में टपकाने और इसके पत्तों को पीसकर शरीर पर मलने या उबटन लगाने से मिर्गी रोग में लाभ होता है।
- तुलसी के पत्तों के साथ कपूर पीसकर सुँघाने से मिर्गी के रोगी को होश आ जाता है।
- तुलसी के ताजा पत्तों को पीसकर मिर्गी आते ही पूरे शरीर पर मालिश करें। यह प्रयोग नियमित रूप से कई दिनों तक करें।

मुँह की दुर्गन्ध

- तुलसी के पत्ते, मरवा के फूल, जायफल, जावित्री और केसर सब समभाग लेकर बारीक पीस लें, फिर गुड़ मिलाकर चने के बराबर गोलियाँ बनाएँ। इन गोलियों को मुँह में रखने से मुँह की दुर्गन्ध दूर होती है। मुँह का स्वाद ठीक रहता है। भोजन के बाद इसका नित्य सेवन करने से मुख में दुर्गन्ध पैदा नहीं होती। भोजन का ठीक से पाचन होकर अरुचि दूर होती है।
- तुलसी के पत्ते चबाने से मुँह की दुर्गन्ध दूर होती है, मुँह का जायका सुधर जाता है और मुँह के तमाम रोग दूर हो जाते हैं।

- ❐ तुलसी के पत्तों के साथ नारियल गिरी चबाने से मुँह की दुर्गन्ध दूर हो जाती है।
- ❐ तुलसी के पत्ते, जायफल, जावित्री, मरवा के पुष्प समान मात्रा में लेकर इनके बराबर गुड़ मिलाकर गोली बनाकर चूसने से मुख सुवासित रहता है।

मुँह के छाले

- ❐ तुलसी की चार-पाँच पत्तियाँ नित्य सुबह-शाम चबाकर ऊपर से दो घूँट पानी पीयें। मुँह के छाले दूर हो जायेंगे।
- ❐ तुलसी के पत्तों का रस पान करें, अन्त में तुलसी निगल जायें। तुलसी के पत्ते पीसकर पानी में घोलकर छालों पर लगाएँ व लार टपकायें। यह क्रिया दिन में 5-6 बार करें। इससे छाले दो दिन में ही ठीक हो जायेंगे।
- ❐ तुलसी की पत्तियाँ खाने से मुँह के अन्दर घाव और होंठों के घाव ठीक हो जाते हैं।
- ❐ तुलसी व चमेली के पत्ते चबाने से होंठ व जीभ के छाले ठीक हो जाते हैं।

मोच

- ❐ तुलसी के पत्तों का रस मोच पर लगाने से लाभ होता है।

मूत्र रोग

- ❐ तुलसी के 10-15 पत्तों का रस, एक चम्मच शहद के साथ मिलाकर मूत्र रोग में लें।
- ❐ तुलसी का रस मूत्र पिण्ड की कार्य शक्ति बढ़ाता है और रक्त के कॉलेस्टरोल का परिमाण घटाता है।
- ❐ तुलसी बीजों को पीसकर शर्बत की तरह कच्चा दूध और मिश्री डालकर पीने से बन्द पेशाब खुलकर आता है व मूत्र रोग में लाभ होता है।
- ❐ तुलसी के 12 ग्राम रस में नीबू का रस 12 ग्राम मिलाकर दिन में 2-3 बार पिलाने से मूत्रावरोध मिट जाता है।
- ❐ तुलसी रस, नीबू का रस, शक्कर 12-12 ग्राम को 250 ग्राम पानी में मिलाकर पीयें, यह एक खुराक है, दिन में 4 बार देने से भयंकर मूत्र रोग मिट जाता है।
- ❐ काली तुलसी के बीजों का चूर्ण नीबू के रस में मिलाकर पीने से मूत्र विकार दूर होते हैं।
- ❐ तुलसी पत्र का चूर्ण नीबू के रस के साथ मूत्र रोग में सेवन किया जाये तो बहुत लाभ होगा।
- ❐ किसी भी रूप में तुलसी पत्र का रस या बीजों के चूर्ण का सेवन करें। शर्बत, ठण्डाई पीयें अथवा ऐसे ही चबायें। इसका प्रभाव समस्त मूत्र रोगों को शान्त करता है।
- ❐ तुलसी के 20 पत्तो को चबाने से पेशाब में जलन होने पर लाभ होता है।
- ❐ जंगली तुलसी के बीज 6 ग्राम को 150 ग्राम पानी में भिगो दें। जब लसदार पानी बन जाये तो थोड़ी-सी मिश्री मिलाकर कुछ दिनों तक रोज पियें। पेशाब की जलन व रुकावट दूर होती है।

- ❒ तुलसी के बीज, छोटी इलायची, मिश्री, केले का क्षार, धनिया, ज्वार खार, कबाबचीनी, भुनी फिटकरी, पोस्तदाना, सबको समान भाग लेकर कपड़छान चूर्ण बनाकर दिन भर में 3 से 6 ग्राम की खुराक ताजे पानी से लें। यह समस्त मूत्र विकारों को शान्त करके खुलकर पेशाब लाता है।
- ❒ दूध और पानी समभाग लें, इसमें दोनों का आठवाँ भाग तुलसी की पत्तियों का रस मिलाकर रोगी को पिलाने से मूत्र दाह दूर होता है।
- ❒ तुलसी के बीज और सनास (सोनामुखी) की पत्तियों का क्वाथ बनाकर पीने से मल-मूत्र का अवरोध दूर हो जाता है।

मलेरिया

- ❒ तुलसी मलेरिया के मच्छरों को भगाने का काम करती है। इसकी सुगन्ध में मच्छरों को नाश करने की शक्ति होती है। तुलसी को मलेरिया का दुश्मन भी कहा जाता है। इसलिए हर घर में तुलसी का केवल एक पौधा उन्हें समस्त रोगों से दूर कर सकता है। यह कीट प्रतिकारक तथा प्रचण्ड जीवाणुनाशक है। विशेषकर एनाफलिस जाति के मच्छरों के विरुद्ध इसका कीटनाशक प्रभाव उल्लेखनीय है।
- ❒ तुलसी का रस 3 ग्राम, दो ग्राम कालीमिर्च के चूर्ण के साथ चाटने व गर्म जल पीने से विषम ज्वर व अतरिया ज्वर में यह कुनेन का काम करती है तथा शरीर को आराम मिलता है।
- ❒ तुलसी के 20 पत्ते, कालीमिर्च 10, दो चम्मच शक्कर का काढ़ा बनाकर पीने से मलेरिया में लाभ होता है।
- ❒ तुलसी की पत्तियाँ 3-4, कालीमिर्च, अदरक, चोकर तथा थोड़ा-सा नमक, सबको मिलाकर उबालें। छानकर पीने से मलेरिया ज्वर में लाभप्रद है।
- ❒ यदि मलेरिया का अंदेशा हो तो तुलसी के पत्ते, करंज की गिरी व कालीमिर्च को मिलाकर उसे कूट-पीसकर छोटी-छोटी गोलियाँ बना लें। दिन में तीन-चार बार एक-एक गोली दूध के साथ लें।
- ❒ मलेरिया बुखार तेज होने पर तुलसी के पत्तों के रस में शहद एवं कालीमिर्च मिलाकर पीने से बुखार दूर हो जाता है।
- ❒ मलेरिया बुखार में तुलसी व नीम की पत्तियाँ व कागजी नीबू का रस मिलाकर पिलाने से पुन: मलेरिया चढ़ने की सम्भावनाएँ समाप्त हो जाती हैं।
- ❒ तुलसी पत्र व करेले का स्वरस बराबर मात्रा में लें, कालीमिर्च, कुटकी व सोंठ डालकर घुटाई करके गोलियाँ बना लें। शीत ज्वर प्रारम्भ होने से पूर्व या ज्वर में इस औषधि का प्रयोग करने से निश्चित लाभ होता है।
- ❒ तुलसी के 10 पत्तों का काढ़ा बना लें, उसमें नमक, कालमिर्च मिलाकर दिन में चार बार मलेरिया ज्वर में लेने से पसीना आकर ज्वर उतर जायेगा।
- ❒ मलेरिया के ज्वर में तुलसी का रस अमोघ सिद्ध होता है।

- केवल तुलसी की पत्तियाँ चबाकर खाना मलेरिया ज्वर के निवारण में बहुत लाभदायक है।
- भोजन, चाय, शर्बत आदि में तुलसी पत्र का प्रयोग करते रहने से ज्वर और मलेरिया का आक्रमण नहीं होता है।
- तुलसी के पत्ते 7, कालीमिर्च 7 दिन में 4-5 बार चबायें, मलेरिया दूर हो जायेगा।
- तुलसी पत्र, कालीमिर्च को गामा बूटी के रस में खूब घोटकर मटर जैसी गोलियाँ बना लें। इसको दिन में 3 बार 2-2 गोली नित्य ज्वर आने से पूर्व गर्म पानी के साथ देने से लाभ होगा।
- घर में तुलसी का पौधा गमले में लगाकर रखने से मलेरिया तथा अन्य प्रदूषण जनित अथवा संक्रामक रोगों की आशंका नहीं रहती।
- तुलसी के ताजे पत्ते 10 ग्राम, कालीमिर्च 3 ग्राम—इन दोनों को खरल करके शहद मिलाकर कालीमिर्च के बराबर गोलियाँ बना लें। दो गोली सुबह और दो गोली शाम तथा दो गोली रात को गर्म पानी या गर्म दूध से लें। मलेरिया ज्वर व हर किस्म के ज्वर के लिए अच्छा इलाज है।
- ठण्ड लगकर आने वाले ज्वर में तुलसी व पुदीने की पत्तियाँ व अदरक 5-5 ग्राम लेकर काढ़ा बनाकर पीएँ।
- तुलसी पत्र 7, कालीमिर्च 4, चिरायता 1 ग्राम—तीनों का मिश्रण बनाकर प्रतिदिन 3 खुराक लें।
- तुलसी का काढ़ा या तुलसी के पत्रों के 10 ग्राम रस में अदरक का 5 ग्राम रस मिला कर पीने से मलेरिया में लाभ होता है।
- तुलसी के हरे पत्तों में बराबर मात्रा में कालीमिर्च मिलाकर बारीक पीसकर बड़ी मटर के बराबर गोलियाँ बनाकर छाया में सुखा लें। 2-2 गोली तीन घण्टे के अन्तर से पानी के साथ लेने से मलेरिया में लाभ होता है।
- मलेरिया फैलने पर तुलसी व कालीमिर्च की चाय पीते रहने से रोग से बचाव होता है।
- तुलसी पत्र 100 ग्राम, कालीमिर्च 25 ग्राम, फिटकरी का फूला 25 ग्राम अच्छी तरह घोंटकर, मटर से कुछ बड़ी गोलियाँ बनाकर छाया में सुखा लें। 1-2 गोली दिन में 3 बार गर्म पानी से दें। ये हर प्रकार के ज्वर, मलेरिया, प्रतिश्याय ज्वर में देने से ज्वर उतरता है और ज्वर में रुकावट भी आती है।
- तुलसी पत्र के 3 ग्राम रस में मधु मिलाकर 3-3 घण्टे से मलेरिया के रोगी को चटायें।
- तुलसी की पत्तियाँ 7, बेल की पत्तियाँ 3, हरसिंगार की पत्ती 1 और कालीमिर्च 3—इन सबको पीसकर दिन में तीन बार सेवन करने से मलेरिया ज्वर ठीक हो जाता है।
- तुलसी के पत्ते 24 ग्राम, कालीमिर्च 12 ग्राम, करेले के पत्ते 24 ग्राम और कुटकी 48 ग्राम लेकर सबको खूब खरल करके मटर के बराबर गोलियाँ बना लें। ज्वर चढ़ने से पहिले या सुबह-शाम 2-2 गोलियाँ ठण्डे पानी के साथ लें। मलेरिया व ठण्ड देकर आने वाले ज्वर ठीक हो जाते हैं। इससे दस्त भी खुलकर होता है।

- तुलसी की सूखी जड़ को काले धागे में बाँधकर रोगी के गले में पहना देने से आँतरिया ज्वर में लाभ होता है।
- तुलसी की पत्तियों का 12 ग्राम रस शहद में मिलाकर पीने से मलेरिया ज्वर दूर हो जाता है।
- तुलसी की जड़ का काढ़ा पीने से मलेरिया और विषम ज्वर दूर होता है।
- तुलसी की जड़ का काढ़ा पिलाने से पसीना आकर मलेरिया बुखार उतर जाता है।
- कालीमिर्च के बारीक चूर्ण को तुलसी के रस की सात भवनाएँ (कालीमिर्च में तुलसी रस डालें, सूखने पर फिर डालें, ये भवनाएँ कहलाती हैं।) देकर छाया में सुखा लें। अंत में चने के बराबर गोलियाँ बना लें। ज्वर आने के पहले एक-एक घण्टे के अन्तर से एक-एक करके तीन गोलियाँ दे दें।
- नौसादर, कालीमिर्च, कल्मीशोरा, लाल फिटकरी को समान भाग लेकर कूट लें। तवे पर रखकर जरा-सा भून लें फिर तुलसी के रस की इक्कीस भवनाएँ देकर चने के बराबर गोलियाँ बना लें। सर्दी लगकर आने वाले मलेरिया में इनका प्रयोग करें।
- तुलसी पत्र, कालीमिर्च में गुड़ डालकर काढ़ा बनायें, उसमें नीबू का रस मिलाकर दिन में 2-3 घण्टे के अंतर से गर्म-गर्म पीएँ। कम्बल ओढ़कर सो जाएँ। मलेरिया दूर होगा।
- तुलसी की पत्तियाँ और अमलतास का गूदा 10-10 ग्राम का क्वाथ बनाकर पीने से मलेरिया में लाभ होता है।
- तुलसी की पत्तियाँ 100 ग्राम; जायफल, छोटे पीपरामूल, कालीमिर्च प्रत्येक 10 ग्राम—इन सबका का चूर्ण बनाकर मटर जितनी गोलियाँ बनाकर छाया में सुखायें। दिन में चार बार 1-1 गोली का सेवन करें।
- छाया में सुखाई तुलसी की 15 ग्राम पत्तियों को धीमी आँच पर तवे पर सेंकें। दालचीनी, इलायची के दाने, लौंग, मुलेठी एक-एक ग्राम, सबका चूर्ण बना कर 100 ग्राम उबले पानी में डालकर दो मिनट बाद उतार लें। पाँच मिनट ढँक कर रखें फिर छान कर दूध, शक्कर मिलाकर पिलाने से मलेरिया ज्वर, खाँसी, वमन, अधिक प्यास दूर हो जायेगी।
- तुलसी की पत्तियाँ, कालीमिर्च चूर्ण, करेले की पत्तियाँ प्रत्येक 10 ग्राम तथा चने का चूर्ण 40 ग्राम—इन सबका चूर्ण बना लें। थोड़ा पानी डालकर मटर के बराबर गोलियाँ बना लें। मलेरिया शीतकाल आने से पूर्व दिन में 3 बार 2-2 गोलियों का सेवन करने से ज्वर नहीं होता।
- तुलसी की पत्तियाँ, करंज के पत्ते, बेल पत्र, नीम की पत्तियाँ, गुडूच, बायबिड प्रत्येक 20 ग्राम, गंधक व कपूर 10-10 ग्राम—इन सब औषधियों को ब्राह्मी रस में घोटकर मटर के बराबर गोलियाँ बनायें। यह गोलियाँ प्लेग, हैजा, मलेरिया, कृमि, रक्त विकारजन्य खुजली, बालशोथ (Marasmus) आदि रोगों में परीक्षित हैं। बड़ों को 2-2 गोली तथा बच्चों में 1 या आधी गोली दें।

मोटापा

- तुलसी के पत्तों का 10 बूंद रस, शहद दो चम्मच को एक गिलास पानी में मिलाकर कुछ समय तक पीने से मोटापा कम होता है।
- मोटापा होने पर चाय या कॉफी और दूसरे पेय के बदले तुलसी की पत्तियाँ और अदरक का छोटा टुकड़ा एक गिलास पानी में 10 मिनट उबालें, छानें और पियें।
- तुलसी की पत्तियों का अर्क नियमित रूप से पीने से शरीर की बादी कम होती है।
- तुलसी की पत्तियों को दही या छाछ के साथ सेवन करने से वज़न कम होता है। शरीर की चरबी कम होती है, साथ ही थकान का भी अनुभव नहीं होता।

मधुमेह

- तुलसी के 8-10 पत्ते सुबह चबा लें।
- तुलसी के पत्ते 40, बेल के पत्ते 30, नीम के पत्ते 20, जामुन के पत्ते 10, को मिलाकर सुखा लें तथा पीसकर शीशी में भर लें। एक चम्मच चूर्ण सुबह खाली पेट ठण्डे पानी से दस दिन तक लें। दवा लेने से पहले शुगर नाप लें तथा दस दिन बाद फिर नपवायें।
- तुलसी पत्र, कालीमिर्च, काला जीरा बराबर भाग लेकर चूर्ण बना लें। उसमें एक तिहाई भाग काला नमक मिलाकर बेर के बराबर गोलियाँ बना लें। रात को दो गोली सोने से पहले लेने से मधुमेह रोग में फायदा होता है।

यकृत रोग

- यदि लीवर (यकृत) बढ़ गया है, जिसके कारण पाचन क्रिया बिगड़ गई है तो तुलसी का रस 12 ग्राम रोगी को प्रतिदिन 3-4 बार पिलायें। जिगर के स्थान पर थोड़ा-सा रस लेप कर दें। 3-4 दिन में ही लाभ का अनुभव होगा।
- तुलसी पत्रों का 12 ग्राम रस या 15 पत्ते एक गिलास पानी में उबालें। चौथाई पानी शेष रहने पर छानकर ठण्डा करके पीयें। यह लिवर बढ़ने एवं लिवर के रोगों को दूर करता है।
- तुलसी के सूखे पत्र, सफेद जीरा, सोंठ, सेंधा नमक, काला नमक, साँभर नमक, चण्य, जवाखार, कालीमिर्च, चित्रक, अजवाइन, मीठी बच, छोटी पीपल—सब 12-12 ग्राम तथा हींग 3 ग्राम लेकर पीस लें। सुबह-शाम दोनों समय भोजन के बाद 3 से 6 ग्राम चूर्ण मट्ठा या जल के साथ लें। जिगर, तिल्ली, आमाशय तथा अन्य उदर विकारों में यह श्रेष्ठ औषधि है।

लू

- तुलसी के रस की 5 बूँदों में एक चम्मच चीनी एक कप पानी में मिलाकर पीने से लू नहीं लगती, चक्कर नहीं आते और अगर लू लग गई हो तो यह शर्बत पिलाने से राहत मिलती है।

- लू के मौसम में घर के बाहर निकलने से पहले तुलसी के पत्ते खा लेने से लू नहीं लगती व बुखार, सिरदर्द नहीं होता।
- तुलसी के रस में हल्का-सा नमक मिलाकर घर से निकलने के पहले पान कर लें तो लू नहीं लगेगी, अधिक पसीना नहीं आयेगा और प्यास भी कम लगेगी।

वमन

- तुलसी का सेवन किसी भी रूप में करें, पत्तियों को चबाकर या रस, सूखी पत्तियों का चूर्ण, बीजों का चूर्ण या फूलों का शर्बत—यह वमन को रोक देगा।
- तुलसी के 10 ग्राम रस में मिश्री या शक्कर 10 ग्राम मिलाकर 25 ग्राम पानी के साथ पिलाने से ज्वरजनित वमन शान्त हो जायेगा।
- तुलसी के बीज पीसकर दूध के साथ देने से, तुलसी की तेजी से मुख का जायका ठीक होकर मिचली रुक जाती है।
- तुलसी का रस 12 ग्राम, छोटी इलायची 3 ग्राम, मिश्री या शक्कर 10 ग्राम—इनको एक साथ पीसकर खायें या 125 ग्राम पानी में शर्बत बनाकर पिलाने से वमन शान्त होता है।
- तुलसी तथा अदरक का रस 3-3 ग्राम, नीबू का रस व पिसी मिश्री 6-6 ग्राम सबको मिलाकर पित्त प्रकोप के कारण उत्पन्न वमन के रोगी को पिलाने से वमन थम जाता है।
- तुलसी पत्र 15 ग्राम, धनिया 15 ग्राम, पुदीना 15 ग्राम, आलू 100 ग्राम, लौकी 250 ग्राम इन सबका रस निकाल कर पीयें। इससे अम्लपित्त का स्राव रुकता है।
- तुलसी की पत्तियों का रस पीने से उल्टी बन्द हो जाती है।
- तुलसी की पत्तियों के 15 ग्राम रस में 5 ग्राम शहद मिलाकर चाटने से उल्टी, जी मिचलाना आदि में तुरन्त लाभ होता है।
- तुलसी की पत्तियों के रस की कुछ बूँदें उबलते पानी में डालकर देने से मितली और क़ै में लाभ करती है।
- तुलसी व अदरक का रस शहद के साथ लेने से उल्टी में लाभ होता है।
- तुलसी पत्र रस 15 ग्राम, अदरक का रस 10 ग्राम, छोटी इलायची के दाने का चूर्ण 5 ग्राम मिलाकर पिलाने से उल्टी तुरन्त शान्त होती है।
- 3 ग्राम तुलसी की सूखी पत्तियाँ, 3 रत्ती छोटी इलायची, 3 रत्ती दालचीनी, 3 रत्ती लौंग, 3 रत्ती मुलेठी—इन सबको 60 ग्राम खूब खौलते हुए पानी में डालकर दो मिनट बाद आग से उतार कर दूध व गुड़ आवश्यकतानुसार मिलाकर चाय की तरह रोगी को पिलायें।
- तुलसी पत्र के रस में दालचीनी चूर्ण मिलाकर देने से वमन शान्त हो जाता है।
- तुलसी के पत्ते, बेर की गुठली का गूदा, खाँड या शक्कर 3-3 ग्राम, कालीमिर्च एक ग्राम पानी के साथ पीसकर बेर के बराबर गोली बना लें और सेवन करें, वमन का वेग दूर होगा।
- तुलसी के पत्तों के 10 से 20 ग्राम रस में चुटकी भर इलायची, लौंग का चूर्ण, मिश्री के साथ मिलाकर पीने से उल्टी में लाभ होगा।

- तुलसी की पत्तियों में इलायची चूर्ण मिलाकर देने से उल्टी बन्द हो जायेगी।
- तुलसी के रस को शहद व नीबू के रस के साथ पीने से उल्टी में लाभ होता है।
- तुलसी के बीज के चूर्ण में पीपल का चूर्ण मिलाकर शहद के साथ लेने से उल्टी और अरुचि दूर होती है।
- तुलसी के बीज 10 ग्राम, आँवले के मुरब्बे के साथ पित्त प्रकोप होने पर लें, अवश्य लाभ होगा।

स्नायुशूल

- तुलसी के बीजों के चूर्ण का सेवन करने से स्नायुशूल में लाभ होता है।
- तुलसी बीजों को पानी में पीसकर कुछ दिनों तक पीने से स्नायुशूल दूर होता है।

सफेद दाग

- **दूध के साथ तुलसी, प्याज, मछली, खटाई खाने से सफेद दाग (कोढ़) निकलता है, अतः इस प्रकार का भोजन एक साथ न करें।**
- तुलसी का रस लगाने व पीने से सफेद दाग मिटते हैं।
- तुलसी की जड़ की मिट्टी और तुलसी की पत्तियाँ एक साथ पीसकर श्वेत कुष्ठ पर लगायें तथा पत्तियाँ भी दिन में तीन बार खायें। सफेद दाग मिट जाते हैं।
- तुलसी का रस, कली का चूना और देशी घी एक साथ कस्कुट के बर्तन में घिसकर लेप बनायें। लेप गजकर्ण, कुष्ठ (कोढ़) को दूर करता है।
- तुलसी की पत्तियों के रस को कुष्ठ के (कोढ़ ग्रस्त) घावों पर लगायें, साथ ही 15 पत्तियाँ खाने से ये ठीक हो जाते हैं।
- तुलसी का एक ताजा हरा पौधा जड़ सहित लें। इसे धोकर साफ कर लें, फिर इसे कूट कर आधा किलो पानी, आधा किलो तिल के तेल में मिलाकर धीमी आँच पर पकायें। पानी जल जाने तथा तेल शेष बचने पर मसलकर छान लें। इस तुलसी के तेल को सफेद दाग, खुजली की फुन्सियों, घाव आदि पर लगायें। फायदा होगा।
- तुलसी की जड़ का चूर्ण तथा सोंठ चूर्ण को गर्म पानी के साथ नित्य लेते रहने से कोढ़ जैसे भयंकर रोग दूर होते हैं। त्वचा की रूक्षता एवं फटने पर यह प्रयोग करना लाभप्रद है।
- तुलसी के पाँच-सात पत्तों को रोज सुबह-शाम और दोपहर में (आगे के दाँतों से चबाकर) खाना लाभप्रद है।
- तुलसी के पौधे की जड़ में चिपकी मिट्टी प्रातःकाल सफेद दाग पर प्रतिदिन लगाएँ। कुछ ही दिनों में लाभ होगा।
- ताम्बे के बर्तन में एक दिन नीबू का रस पड़ा रहने दें, उसमें उतना ही काली तुलसी का रस और काली कसौदी का रस डालकर धूप में रखें और गाढ़ा होने दें। इस लेप को अच्छी

तरह मिलाकर शरीर पर सफेद दागों, मुँह पर कील मुँहासों व झाइयों पर लगाएँ, लाभ होगा।

सूजन

- शरीर के किसी भी भाग में सूजन आ जाने पर तुलसी के पत्तों का लेप करने से सूजन दूर होगी।
- तुलसी व मकोय की पत्तियों को पीसकर लगाने से शोथ में शीघ्र लाभ होता है।

संग्रहणी

- तुलसी के 3 ग्राम बीज चूर्ण को मिश्री या शक्कर के साथ सुबह-शाम दो बार संग्रहणी के रोगी को सेवन कराने से यह रोग दूर होता है।
- तुलसी व बीलपत्र के रस में कालीमिर्च समान मात्रा में मिलाकर कुछ दिनों तक सेवन करने से संग्रहणी रोग दूर होता है।

सिर-दर्द

- तुलसी का रस व नीबू का रस समभाग में मिलाकर पीने से अफारा, गैस तथा अन्य उदर विकार के सिर-दर्द तथा सामान्य सिर-दर्द दूर होते हैं।
- छाया में सुखाए तुलसी के पत्तों को बारीक पीस कर सूँघने से सिर-दर्द तुरन्त दूर होता है।
- तुलसी के पत्ते 10-15, लौंग 4 और एक सूखी अदरक (सोंठ) को एक साथ पीसकर पेस्ट बना कर हल्का गरम करके माथे पर लगायें। सर्दी के कारण हुए सिरदर्द के लिए श्रेष्ठ दवा है।
- सर्दी के दिनों में होने वाले अस्थायी सिरदर्द के लिए तुलसी के पत्ते, लौंग तथा हल्दी पीसकर सिर पर लेप करें। ज्यों-ज्यों लेप सूखेगा सिर-दर्द दूर होता चला जायेगा।
- तुलसी के पत्ते 25 ग्राम, कालीमिर्च 10, लहसुन की कली 10, मिलाकर पीस कर रस निकाल लें। थोड़ी-थोड़ी देर में जोर-जोर से सूँघने से सामान्य सिर-दर्द व पुराने सिर-दर्द में आराम आयेगा।
- सिर में लगातार दर्द रहने पर तुलसी का रस नाक में डाल दें। कनपटी पर लगाएँ।
- तुलसी के फूलों (मंजरी) को छाया में सुखाकर बारीक चूर्ण बना लें। 3 ग्राम चूर्ण, 3 ग्राम शहद के साथ लेने से आधासीसी की पीड़ा शान्त हो जाती है। प्रतिदिन सूर्योदय से पूर्व, दोपहर, शाम को लें। दुबारा शायद नहीं लेना पड़े।
- तुलसी की पत्तियाँ और लौंग एक साथ पीसकर माथे पर लेप करें। ललाट पर पत्तियों का लेप करें और 2-2 बूँदें रस की नाक में टपकायें।
- तुलसी पत्रों व कपूर को एक साथ पीसकर माथे पर लेप करने से गर्मी के कारण उत्पन्न हुआ सिर-दर्द मिट जायेगा।

- ❑ तुलसी पत्र या उसका रस या मंजरी (फूल) को मसल कर लगातार सूँघते रहने से सिर की पीड़ा शान्त हो जाती है।
- ❑ तुलसी के पत्तों का चूर्ण चौथाई चम्मच शहद के साथ प्रातः-सायं आधासीसी सिर-दर्द में चाटें।
- ❑ तुलसी की पत्तियों का रस तिल के तेल में मिलाकर कुछ दिनों तक कड़ी धूप में रख लें। यह तेल सिर-दर्द में बहुत आराम पहुँचाता है।
- ❑ सर्दी लगने से सिर-दर्द होता है तो तुलसी की चाय में छोटी इलायची डाल कर पिलाएँ।
- ❑ सिर-दर्द या गर्मी लगने पर सूखी तुलसी के पत्तों को पीसकर चंदन के तेल में मिलाकर लगाने से राहत मिलती है। मानसिक तनाव में आराम मिलता है।
- ❑ तुलसी के पत्तों का रस 12 ग्राम नित्य पीने से सिर-दर्द ठीक हो जाता है तथा हमेशा सिर-दर्द रहने वाले के सिर-दर्द रहना बन्द हो जाता है।
- ❑ तुलसी के 8-10 पत्ते, कालीमिर्च 7 नग, अदरक का आधा टुकड़ा—इनको हल्का-सा कूटकर एक कप पानी में डालकर दो मिनट उबालें। आँच से उतार कर 2-3 मिनट के लिए ढँक दें, छानकर गरम दूध में चीनी डालकर दिन में 2-3 बार गरम ही पी लें।
- ❑ सिर-दर्द होने पर 3-4 पत्तियाँ तुलसी की चबा लें, सिर-दर्द ठीक हो जायेगा। यदि बहुत तेज सिरदर्द हो तो 2-3 बार तुलसी की पत्तियाँ खायें और पानी पी लें। सिर-दर्द ठीक हो जायेगा।
- ❑ तुलसी के पत्ते सूँघने से सिर-दर्द दूर होता है।
- ❑ तुलसी के 10 पत्ते व चार कालीमिर्च पीसकर सूँघने (नस्य लेने) से आधासीसी का दर्द दूर होता है।
- ❑ तुलसी के पत्तों को पीसकर माथे व कनपटी पर लेप करने से सिर-दर्द में आराम मिलेगा।
- ❑ तुलसी के सूखे फूलों व कालीमिर्च को जलते कोयलों पर डालने से उठने वाले धुएँ को सूँघने से सिर-दर्द ठीक हो जाता है।
- ❑ तुलसी की जड़ सिलपट पर घिसकर सिर-दर्द में माथे पर (पेन बाम की तरह) लगायें।
- ❑ तुलसी व एरण्ड की कोपलों को समान मात्रा में लेकर सेंधा नमक मिलाकर पीसकर थोड़ा गर्म करके, लेप करने से कनपटी या कान के पीछे होने वाला दर्द दूर हो जाता है।

हेपेटाइटिस-बी

- ❑ पेट की बीमारी 'हेपेटाइटिस-बी' में तुलसी पत्र स्वरस 24 ग्राम में भांगरे का रस 24 ग्राम मिलाकर नियमित पिलाने से 'हेपेटाइटिस-बी' के जीवाणु नष्ट होते हैं।

हिचकी

- ❑ तुलसी के पत्तों का रस 12 ग्राम, शहद 6 ग्राम के साथ लें, हिचकी में लाभ होगा। रोग प्रबल हो तो 2-3 घण्टे से बार-बार दें।

- मोर पंख के बीच के चाँद को अलग काटकर एकत्रित कर लें। उपलों में जलाकर इसकी भस्म कर लें। इसमें सूखी तुलसी की पत्तियों का चूर्ण मिला लें। यदि रोगी को हिचकी आ रही हो, वह बेचैन हो, श्वास लेने में कठिनाई महसूस कर रहा हो, व्याधि की तीव्रता देखकर आवश्यकतानुसार दवा का चूर्ण दें।
- तुलसी, सोंठ, मुलेठी, गुडूच तथा त्रिफला—ये सभी समान मात्रा में लेकर गाढ़ा पेस्ट बना लें। इसके सेवन से हिचकियाँ बन्द हो जाएँगी।
- तुलसी की पत्तियाँ तथा मंजरी समान मात्रा में लेकर काढ़ा बनाकर पुराना गुड़ मिलाकर सेवन करने से हिचकियाँ बन्द होती हैं।

हृदय रोग

- तुलसी के बीज का चूर्ण मिश्री के साथ लेने से हृदय रोग में लाभ होता है।
- तुलसी पत्र हृदय को गतिशील करता है, जिससे हृदय का कार्य सुचारुरूप से चलता है। इसके नियमित सेवन से कभी हार्ट फेल नहीं होता तथा यह हृदय और मस्तिष्क को ताकत प्रदान करती है। इसके लिए तुलसी पत्र, कालीमिर्च, गुलाब के फूल, पोस्त के बीज—इन सबको समभाग लेकर पीस लें और ठंडाई की तरह रोगी को पिला दें। मस्तिष्क की गर्मी दूर होती है तथा वह ताकतवर हो जाता है, सोचने-समझने की शक्ति का ह्रास नहीं होता, दिमाग प्रसन्नचित्त हो जाता है।
- तुलसी के सात पत्ते, कालीमिर्च 4, बादाम 4—सबको ठण्डाई की तरह पीस कर आधा कप पानी।में घोल कर नित्य सर्दी के मौसम में पीयें। इससे हृदय को शक्ति मिलती है। विभिन्न प्रकार के हृदय रोग ठीक हो जाते हैं।
- तुलसी की माला पहनने से हृदय रोग नहीं होते।
- दिल में दर्द उठने पर तुलसी की 8-10 पत्तियाँ व कालीमिर्च के 2-3 दाने चबा जाने से जादू जैसा असर होता है।
- पार्श्व, छाती या हृदय में वेदना हो तो 10 से 20 ग्राम तुलसी का रस गर्म करके पिलायें, मलें तथा पत्तियों को पीसकर लेप करें।
- पार्श्व वेदना में तुलसी की पत्तियों का रस, अदरक का रस तथा पोहकरमूल (पुष्कर मूल)—इन तीनों को मिलाकर गरम-गरम गाढ़ा लेप आक्रान्त स्थान पर लगाएँ, लाभ होगा।
- तुलसी पत्र का चूर्ण 2 ग्राम, अर्जुन वृक्ष की छाल का चूर्ण 4 ग्राम—शहद के साथ लेने से हृदय रोग मिटता है।

हैजा

- हैजा फैलने पर तुलसी के पत्ते और कालीमिर्च को पीसकर गोलियाँ बनाकर तीन-तीन घण्टे से 1-1 गोली देने से हैजे में लाभ होगा।

- तुलसी की पत्तियाँ, मदार की जड़ तथा कालीमिर्च समभाग लेकर पीस कर मटर के बराबर गोली बना कर सेवन करने से हैजे में लाभ होता है।
- तुलसी की पत्तियाँ, करंज के बीज का गूदा, नीम की छाल, अपामार्ग के बीज, नीम की गिलोय, इन्द्र जौ प्रत्येक 20-20 ग्राम लेकर 500 ग्राम पानी में उबालें, आधा पानी शेष रहने पर 20 से 30 ग्राम पानी थोड़ी-थोड़ी देर में हैजे के रोगी को देते रहें। इस प्रयोग से हैजे के रोगी के प्राण प्राय: बच जाते हैं। बहुत तेज हैजा भी ठीक हो जाता है।
- तुलसी की पत्तियाँ चबाना हैजे में फायदेमन्द होता है।
- जब हैजा फैला हुआ हो तो तुलसी, लहसुन, प्याज, छाछ, नीबू का अधिक प्रयोग करें, पानी उबाल कर पीयें, घर में प्रतिदिन गुगुल की धूप करें।

शरीर और सौंदर्य

मुख सौंदर्य

- चेहरे पर चमक लाने के लिए दिन में दो बार एक-एक ्म्मच तुलसी की पत्तियों के रस में थोड़ा-सा शहद मिलाकर पीने की आदत डालें। यह चर्म के दाग मिटाने में भी सहायता करता है। नित्य खाने से गालों पर चमक आ जायेगी।
- तुलसी व नीम के पत्तों को बराबर मात्रा में पीसकर त्वचा पर लगाने से, रंग साफ होगा।
- कुछ ताजे तुलसी व नीम, सोंफ की पत्तियों को एक गिलास पानी में रात भर भिगो दें। अगले दिन मिक्सी में पीसकर छान लें। इस मिश्रण को रूई से चेहरे पर लगायें। चेहरे की अतिरिक्त चिकनाई दूर होगी। पानी ज्यादा पीयें और चिकनाई युक्त सौंदर्य प्रसाधन इस्तेमाल न करें।
- तुलसी के दो बड़े पत्तों को पीसकर चार बूँदें शहद की मिलाकर चेहरे पर मलें। सूखने पर चेहरे को ताजे पानी से धोयें। त्वचा मुलायम होती है, चेहरा निखर जाता है।
- चेहरे का रूखापन मिटाने के लिए तुलसी के 20 ग्राम सूखे पत्तों में नीबू का 20 ग्राम रस मिलाकर लगायें। नियमित एक सप्ताह लगाने से त्वचा पुष्ट, चिकनी व साफ हो जायेगी।
- दस-बीस हरे मटर के दाने पीस लें उसमें तुलसी का रस आधा चम्मच, नीबू का रस एक चम्मच मिलाकर चेहरे पर लगायें; चेहरा खिल उठेगा।
- तुलसी के पत्तों को पीसकर चेहरे पर उबटन करने से चेहरे की आभा बढ़ती है।
- पुदीना, खसखस और तुलसी की पत्तियों को थोड़ा-सा पानी डालकर उबालें, इसे छानकर नहाने के पानी में मिला दें। दस मिनट बाद इस पानी से नहायें। त्वचा में नई कान्ति पैदा हो जायेगी तथा त्वचा चिकनी व मुलायम हो जायेगी।
- तुलसी व पुदीने की पत्तियाँ व पोस्त दाना थोड़े पानी में उबालें। इसे स्नान के पानी में मिला लें। इससे त्वचा चिकनी व मुलायम बनेगी।

- तुलसी, पुदीने व मेथी के पत्तों को पीसकर उनका रस रात को लगायें। सवेरे धो लें। यदि दिन में लगायें तो 5-6 घंटे यह रस अवश्य लगा रहने दें।
- तुलसी की सूखी पत्तियों को पीसकर गाढ़ा लेप चेहरे और बदन पर लगाने से रोम छिद्र खुल जाते हैं तथा सुन्दरता बढ़ती है।
- एक भगोने में पानी लें, उसमें आधे नीबू का रस, एक-एक मुट्ठी तुलसी व पुदीने की पत्तियाँ डालकर उबालें फिर भगोने को नीचे उतार कर बालों को ढँककर केवल चेहरे पर इसकी भाप लें और गुनगुना होने पर चेहरे को इससे धोएँ। चेहरे पर स्वाभाविक ताजगी बनी रहेगी।
- तिल के तेल में तुलसी, पुदीना, मेहँदी की पत्तियाँ और नीबू के सूखे हुए छिलके—इन सबको बोतल में डालकर 15-20 दिन तक धूप में रखकर पका लें, फिर छान कर रख लें। नहाने से पहले इसकी मालिश करें, फिर देखिये अपनी कंचन-सी काया। हफ्ते में एक बार इसका इस्तेमाल करें। यह त्वचा की झुर्रियों को भी कम कर देता है।
- कपूर व ग्लिसरीन बराबर मिलाकर चेहरे पर लगाएँ। चेहरे की त्वचा स्वस्थ रहेगी व स्निघ्ता बढ़ेगी।
- तुलसी के रस में, केला, अमरूद, संतरा, सेव को पीसकर इसमें दही, थोड़ी-सी पिसी हल्दी व दो-चार बूँदें शहद की मिलाकर बनाये गये मुखलेप का सुबह-शाम एक महीने तक प्रयोग करें। निश्चय ही लाभ होगा।
- तुलसी के पत्तों का रस गुनगुना करके एड़ियों पर मलने से एड़ियाँ मुलायम बनी रहेंगी।
- घमोरियाँ होने पर तुलसी के बीज पाँच ग्राम, आँवले के मुरब्बे के साथ खाने से लाभ होगा।

मुँहासे

- तुलसी व नीबू का रस बराबर मात्रा में मिलाकर मुँहासे पर प्रातः-सायं लगाने से मुँहासे व धब्बे साफ हो जाते हैं। चेहरे का रंग साफ होकर आभा बढ़ती है।
- सुबह पुदीने का रस चेहरे पर लगायें, शाम को तुलसी का रस 1 माह तक लगाते रहें तो मुँहासे हमेशा के लिए मिट जायेंगे, चेहरा गुलाब की तरह खिल जायेगा।
- तुलसी व पुदीने की पत्तियों के रस को बराबर मात्रा में मिलाकर सुबह-शाम चेहरे पर लगाने से 15 दिन में कील-मुँहासों से छुटकारा मिल जायेगा।
- तुलसी की मंजरी सुखाकर पीस लें व दूध में घोलकर मुँहासों पर लगाने से मुँहासे जल्दी सूख जाते हैं व दाग भी नहीं छोड़ते।
- कैलेमाइन लोशन में तुलसी पत्र, नीलगिरी, लौंग और पिपरमेंट की एक-दो बूँदें डालकर इसका लेप मुँहासे पर करें।
- तुलसी का चूर्ण मक्खन में मिलाकर चेहरे पर लगाने से काले दाग और मुँहासे में लाभ होता है।
- तुलसी और नीम की पत्तियों को बारीक पीस लें। इसमें थोड़ा-सा चन्दन पाउडर मिलाकर

चेहरे पर लगाएँ, आधे घण्टे बाद चेहरा पानी से धो लें। नियमित करने से मुँहासों से काफी हद तक छुटकारा मिल जायेगा और दाग भी ठीक हो जायेंगे।

- तुलसी का रस, नीबू का रस, काली कसौंदी ताँबे के बर्तन में बराबर मात्रा में मिलाकर धूप में रखें, कुछ गाढ़ा हो जाने पर चेहरे पर मलने से मुँहासे, कील, दाग, झाइयों आदि पर लगाने से वे दूर हो जायेंगे।
- तुलसी की पत्तियाँ और एक नीबू के रस में 20 ग्राम दही मिलाकर रात को सोने से पहिले मुँहासों पर लगायें। सुबह चेहरा धो लें। इससे मुँहासे दूर होंगे।
- कील-मुँहासे होने पर तुलसी का रस, पुदीने का रस, नीम की पत्तियों का रस में मुलतानी मिट्टी का पाउडर मिलाकर चेहरे पर लेप करें, आधे घण्टे बाद धो लें। नियमित रूप से प्रयोग करने से चेहरे की रंगत निखरेगी, कील-मुँहासे दूर होंगे और त्वचा में चमक पैदा होगी।
- तुलसी के पत्तों को पीसकर उसमें शहद मिलाकर रात को सोने के पूर्व चेहरे पर उभरे मुँहासों पर लगायें। सुबह गुनगुने पानी से धो लें।
- मुँहासों से परेशान हैं तो तुलसी के पत्ते पीसकर संतरे के रस में मिलाकर लगायें। कुछ ही दिनों में त्वचा साफ व चिकनी हो जायेगी।
- तुलसी के रस में नमक मिलाकर चेहरे पर लगाये। मुँहासे दूर भागेंगे।
- मुँहासे से परेशान हैं तो तुलसी, नीम और पुदीने का रस चेहरे को साफ करने के लिए अति उत्तम है।
- तुलसी या नीम की पत्तियाँ पीस कर उसमें लौंग, कपूर व चन्दन पाउडर मिलाकर लेप लगाएँ। इससे मुँहासे भी नहीं होंगे और रंग साफ हो जायेगा।
- एक टुकड़ा कपूर का शीशी में डालकर ढक्कन लगाकर किसी गरम जगह पर रख दें। आधे घण्टे में जब वह लोशन बन जाये तो उसमें जायफल का चूर्ण, हल्दी व चन्दन का पाउडर चौथाई-चौथाई चम्मच की मात्रा में मिलाकर मुँहासों पर लगायें, आधा घण्टे में मुँह धोयें।

दाग-धब्बे एवं झाँइयाँ

- तुलसी के पत्तों को थोड़े-से पानी में उबालकर उसमें साफ मलमल या रूई का टुकड़ा भिगो कर चेहरे व त्वचा पर धीरे-धीरे मलें। त्वचा साफ होगी।
- तुलसी सौन्दर्यवर्द्धक है, रक्तशोधक है। सुबह-शाम तुलसी का रस व नीबू का रस बराबर मात्रा में मिलाकर चेहरे पर लगाने से काले दाग-धब्बे व झाँइयों से कुछ ही दिनों में चेहरा साफ होता है और सुन्दरता बढ़ती है।
- तुलसी के सूखे पत्तों को गाय के दूध में पीसकर लगाने से चेहरे के काले दाग दूर होते हैं।
- तुलसी के पत्तों को पीसकर गुलाब जल के साथ मिलाकर लगाने से त्वचा के दाग व झाँइयाँ दूर होते हैं।
- तुलसी के पत्ते पीसकर मक्खन में मिलाकर चेहरे पर मलें। दाग-धब्बे, झाँइयाँ, मुँहासे आदि ठीक हो जाते हैं।

- प्रातःकाल पुदीने का रस चेहरे पर लगायें, शाम को तुलसी का रस 1-2 माह तक लगाते रहें, दाग, धब्बे-झाँइयाँ मिट जायेंगी। आधा घण्टे लगाने के बाद पानी से धो लें।
- तुलसी के पत्ते का रस, सेब का रस, नीबू का रस, एक-एक चम्मच इसे मिलाकर अँगुली से मुँह पर सुबह-रात को लगायें, 20-25 मिनट बाद गुनगुने पानी से मुँह धो डालें। झाँइयों के दाग और काले घेरे साफ हो जायेंगे।
- तुलसी का रस आधा चम्मच, नीबू का रस आधा चम्मच, जैतून का तेल आधा चम्मच में जौ का आटा दो चम्मच मिलाकर आधे घण्टे तक चेहरे पर लगाए रखें फिर सादे पानी से धोएँ। सप्ताह में दो-तीन बार लगाएँ। धीरे-धीरे चेहरे की त्वचा पर झाँइयों से छुटकारा मिल जायेगा।
- तुलसी व अदरक के रस को मिलाकर चेहरे पर मलने से चेहरे के दाग-धब्बे दूर होते हैं तथा त्वचा में निखार आता है।
- तुलसी पीसकर नीबू व मलाई के साथ रोज उबटन करने से दाग-धब्बे, झाँइयाँ, कील, मुँहासे दूर होंगे।
- तुलसी के पत्तों का रस कच्चे नारियल के साथ पीसकर चेहरे पर लेप करने से झाँइयाँ दूर हो जाती हैं।
- रीठे का छिलका पानी में पीसकर झाँई वाले स्थान पर एक सप्ताह तक लगाएँ। दूसरे सप्ताह तुलसी के पत्ते जल में पीसकर झाँई पर लगायें। इस प्रकार दो सप्ताह में झाँइयाँ दूर हो जायेंगी।
- बरसात में त्वचा पर गोलाकार धब्बे पड़ जाते हैं उन पर गेंदे की पत्तियों का रस या तुलसी की पत्तियों का रस या आक का दूध लगाने से निश्चित आराम मिलेगा।
- तुलसी की पत्तियों में थोड़ी-सी अजवाइन मिलाकर पीस लें और इस लेप को प्रतिदिन चेहरे पर चेचक के दागों पर लगायें।
- तुलसी, नीम, बेर के 10-10 पत्ते को दो चम्मच दही के साथ पीस लें फिर चेहरे पर लगाएँ। चेहरा चमक उठेगा। झुर्रियाँ दूर होंगी और रंग भी निखरेगा। यदि कोई फोड़ा, फुँसी भी होगी तो ठीक हो जाएगा।
- नहाने के 10 मिनट पहले पानी में तुलसी की कुछ पत्तियाँ डाल दें। इस पानी से नहाने से उभरी हल्की खरोंचें और रैशेज़ ठीक हो जायेंगे।
- ताँबे के पात्र में 24 घण्टे तक नीबू का रस पड़ा रहने दें, फिर उसमें उतना ही काली तुलसी का रस और काली कसौंदी का रस डालकर धूप में रख गाढ़ा करके लगाएँ तो मुँहासे, झाँईं, सफेद दाग आदि से कुरूप चेहरा या चर्म विकार कुछ ही दिनों में दूर हो जायेंगे। धीरे-धीरे चेहरा स्वच्छ, चमकदार और सुन्दर बन जाएगा।
- तुलसी की पत्तियाँ तथा पुदीने का क्वाथ पुनर्यौवन के लिए बहुत उपयोगी है।

बालों का सौन्दर्य

- तुलसी के पत्ते, ककड़ी का रस व गुलाबजल मिलाकर पीस लें तथा जल मिलाकर सिर धोएँ। इससे बाल सुन्दर घने होते हैं।
- तुलसी की 11 पत्तियाँ पानी में पीस कर चुटकी भर आँवला चूर्ण मिला लें, पानी इतनी मात्रा में मिलायें कि यह घोल पूरी तरह सिर व बालों की जड़ों में लग सकें। सिर सूख जाये तो गुनगुने पानी से धो लें और तेल लगा लें। समय से पूर्व बाल पकने पर, इसका असर दो सप्ताह में दिखाई देने लगेगा। तीन माह तक प्रयोग करें। बाल गिरने बन्द हो जायेंगे व बाल काले घने हो जायेंगे। जड़ें मजबूत हो जायेंगी। सावधानी रखें कि लगाते व सिर धोते समय इसका पानी आँखों में न जाये।
- काली तुलसी व आँवले का चूर्ण समान भाग लेकर पीस लें। इसे नीबू के रस में घोलकर बालों में लगाने से बाल काले, घने और लम्बे होते हैं। इसके बाद 20 ग्राम आँवले की पत्तियाँ खूब धोकर उबालें। ठण्डा करके इस पानी से सिर धोएँ।
- सिर के बाल तेजी से झड़ते हों तो तुलसी के बीजों को बेल एवं नीम की पत्तियों के साथ उबालकर उससे बाल धोने से लाभ होगा।
- तुलसी का रस, दही, गुलाबजल, चन्दन का तेल, नीबू का रस, ककड़ी का रस, टमाटर का रस, बादाम तेल, हल्दी, मुलतानी मिट्टी, त्रिफला चूर्ण मिलाकर सिर धोएँ। बालों को पोषण मिलेगा तथा बाल स्वस्थ, चमकीले व मुलायम हो जायेंगे।
- तुलसी व धनिया पीसकर बराबर मात्रा में आँवले के रस के साथ बालों की जड़ों में कुछ दिनों तक लगाएँ। बाद में सादे पानी से बालों को धो दें। इसके चमत्कारिक परिणाम सामने आयेंगे।
- तुलसी की पत्तियाँ मुट्ठी भर पीसकर उसमें एक चम्मच शीकाकाई का चूरा मिलाएँ, उससे बालों का शैम्पू करें। यह एक बहुत ही बढ़िया शैम्पू व कंडीशनर तैयार होता है।
- तुलसी के पत्ते और हरे आँवले को पीसकर सिर में लगाकर बालों को पानी से धोने से बालों की जड़ें मजबूत हो जाती हैं व इससे बाल खूब बढ़ते हैं तथा काले व चिकने हो जाते हैं।
- किसी भी तरह के संक्रामक रोग होने पर सिर पर तुलसी व नीम के पत्तों के साथ मेहँदी व चन्दन पाउडर मिलाकर आधे घण्टे तक लगायें।
- तुलसी एवं आँवला चूर्ण को पानी में उबालकर सिर धोने से बाल सफेद होना व बालों का असमय झड़ना रुक जाता है साथ ही रूसी हो तो वह भी मिट जाती है।
- नीम की पत्तियों को साफ पानी में धोकर खूब उबालें, इसे ठण्डा करके इस पानी से सिर के बाल धोएँ। इसके बाद 20 ग्राम आँवला और तुलसी की 20 पत्तियाँ खूब महीन पीसकर बालों की जड़ों में लगाकर खूब मलें। 1 घण्टे में पानी से धो लें, बालों को सुखाकर नीम का तेल बालों में लगायें। कुछ दिन नियमित प्रयोग करें, और उतने दिन दही, दूध, चावल,

खटाई और कफ बढ़ाने वाले पदार्थों का सेवन न करें। एक सप्ताह बाद फर्क महसूस होने लगेगा।

- तुलसी के पत्तों का रस लगाने से जुँओं से छुटकारा मिल सकता है।
- तकिये पर यदि तुलसी की पत्तियाँ बिखेर दें तो जुँओं से मुक्ति मिल जायेगी।
- तुलसी की मंजरी सिरके में पीसकर रात को सोते समय सिर में मल लें। सुबह सिर धोकर कंघी से काढ़ लें। दो तीन बार के प्रयोग से तमाम जुएँ व लीखें मर जायेंगी।
- तुलसी व नीम की पत्तियों का रस बराबर मात्रा में मिलाकर रात को बालों में लगा कर मल लें। सुबह सिर धो लें, एक सप्ताह में ही जूएँ नष्ट हो जाएँगी।
- तुलसी के रस में नीबू निचोड़ कर सिर में खूब मालिश करें, बाद में बाल धो लें। जूएँ दूर हो जायेंगी।

स्त्री रोग

मासिक धर्म

- तुलसी का पंचांग, सोंठ, अजवाइन, तेजपत्ता, नीम की छाल का गूदा—यह सब 60-60 ग्राम लेकर पीसकर चूर्ण बना लें। 24 ग्राम चूर्ण 250 ग्राम पानी में पकायें और चौथाई पानी शेष रहने पर थोड़ा-सा पुराना गुड़ डाल दें और छान कर पिलायें। इस काढ़े को 8-10 दिन तक पीने से मासिक धर्म की अनियमितता दूर होगी तथा रुका हुआ मासिक धर्म खुल जायेगा।
- तुलसी के एक चम्मच बीज को एक गिलास पानी में उबालें, आधा शेष रहने पर यदि मासिक धर्म नहीं आता है या कष्ट से आता है तो इस काढ़े को पीयें।
- तुलसी की जड़ का चूर्ण और मुलहठी चूर्ण बराबर मात्रा में लेकर एक सादा या मीठे पान में डालकर खाएँ। मासिक धर्म की अनियमितता दूर होगी।
- मासिक धर्म के दौरान यदि कमर दर्द होता है तो एक चम्मच तुलसी का रस ले लें।
- तुलसी का पंचांग, मीठे नीम की छाल का गूदा, अजवाइन और तालसी पत्र, समान मात्रा में जौ-कूट कर लें। दस ग्राम चूर्ण ढाई सौ ग्राम पानी में उबालें, पानी पचास ग्राम बच जाये तो छान कर पी लें। मासिक धर्म खुलकर आने लगेगा।
- तुलसी के बीज, पीपल, पलाश, असगंध और नागकेशर समान मात्रा में लें, कूट-पीसकर कपड़े से छान लें। इस मिश्रण के बराबर एक-तिहाई मिश्री मिला लें। दस ग्राम चूर्ण रोज गो-दूध के साथ लेती रहें। मासिक धर्म नियमित हो जायेगा।
- तुलसी के बीज, काले तिल, कपास की कोंपलें, बाँस की कोंपलें प्रत्येक 125 ग्राम लेकर महीन चूर्ण बना लें, उसमें 200 ग्राम पुराना गुड़ मिलाकर मटर के बराबर गोलियाँ बना लें। सुबह-शाम एक-एक गोली गर्म पानी के साथ लेने से रुका हआ मासिक धर्म नियमित हो जायेगा।

- तुलसी की पत्तियाँ 11, नीम की सूखी पत्तियाँ 132 ग्राम, हरड़, बहेड़ा, आँवला, सोंठ, पीपल, कालीमिर्च 12-12 ग्राम और जवाखार 24 ग्राम—इन सबको कूट पीसकर कपड़छानकर चूर्ण शीशी में भर कर रख लें। महिलाओं को कष्ट के साथ मासिक स्राव होता हो तो पानी के साथ इस चूर्ण की 5-5 ग्राम मात्रा लगातार 5-6 दिन तक लेने से लाभ होता है। मासिक स्राव शुरू होने के 5-6 दिन पूर्व से लेना शुरू कर देना चाहिये।

प्रदर

- तुलसी का 12 ग्राम रस चावल के मांड में मिलाकर पीने से सात दिन में प्रदर रोग दूर होगा। दवा खाने तक दूध-भात या भात खाना होगा।
- तुलसी की जड़ का चूर्ण चौथाई चम्मच पान में रखकर खिलाने से स्त्रियों का अनावश्यक रक्त स्राव बन्द होता है।
- तुलसी के पत्तों व सिंघाड़ों को घी में सेंक कर किसी बर्तन में जमा लें। सुबह-शाम दो-तीन टुकड़े खाने से श्वेत प्रदर में लाभ होता है। रोगिणी परहेज से रहे, शुद्ध विचार तथा कामोत्तेक पदार्थों का सेवन न करे।
- तुलसी का रस 12 ग्राम, जीरा चूर्ण 3 ग्राम मिलाकर गाय के दूध के साथ सेवन करें, श्वेत प्रदर से मुक्ति मिलेगी। दवा खाते समय दूध भात या भात खाना चाहिये।
- तुलसी के बीजों को जल में भिगोकर मसल-छान लें और मिश्री मिलाकर पीयें। प्रदर रोग दूर हो जायेगा।
- तुलसी के रस में समान मात्रा में शहद या मिश्री मिलाकर सुबह-शाम चाटने से श्वेत व रक्त प्रदर, अधिक रक्त स्राव व चक्कर आने में लाभ होता है।
- तुलसी की पाँच पत्तियाँ, अनार के कोमल 10 पत्ते और 5 गोल मिर्च—इनको एक साथ पीसकर सुबह-शाम खाली पेट पानी के साथ 3 माह तक लें। रक्त प्रदर, अधिक मात्रा में रक्त स्राव, अधिक दिनों तक रक्त स्राव आदि में लाभप्रद है।
- तुलसी का पंचांग, सोंठ, नीम की छाल की गोंद, अजवाइन और तमाल पत्र, प्रत्येक 2 ग्राम लेकर पीस लें। इस चूर्ण को 100 ग्राम पानी में उबालें। जब पानी चौथाई शेष रह जाये तो छान कर प्रदर रोग में सेवन करें।

योनि भ्रंश

- तुलसी के बीज और नई आमा हल्दी समभाग पीसकर योनि में छिड़कने से योनि भ्रंश ठीक हो जाती है।

गर्भावस्था

- तुलसी रस एक चम्मच पीने से, गले से उतरते ही अपना चमत्कार दिखा देता है, उल्टी आना बन्द हो जाती है।

- तुलसी रस में शहद मिलाकर चाटने से उल्टी में तुरन्त लाभ होता है।
- गर्भिणी के पेट और छाती में खुजली होने पर तुलसी की पत्तियों का लेप बनाकर लगाएँ। 'कर्पूरी तुलसी' विशेष हितकारी है जो बेल की तरह बढ़ती है और जिसके पत्तों से कपूर की-सी गंध आती है।

गर्भ न ठहरता हो

- यदि किसी स्त्री को मासिक धर्म होता है परन्तु गर्भ नहीं ठहरता है तो मासिक धर्म के दिनों में तुलसी के बीज 6 ग्राम को 1 छटाँक पानी में पीस कर लें या काढ़ा बना कर लें या तुलसी के बीज चबायें। मासिक धर्म प्रारम्भ होते ही शुरू के तीन दिनों तक नित्य प्रति यह पेय स्त्री को पिलाते रहें। यह गर्भाशय के दोष और रज: के विकारों को दूर करता है, इससे गर्भाशय निरोग, सबल बनकर गर्भ-धारण की क्षमता उत्पन्न करता है और निश्चित ही गर्भ-धारण होगा, किन्तु यदि गर्भ न रहे तो गर्भाशय में दूषण अधिक होगा इसलिए तुलसी के बीजों को चबाना, पीसकर फाँकना या काढ़ा बनाकर पीने का नियम लम्बे समय तक जारी रखना पड़ेगा। यह अवधि पूरे साल भर तक भी हो सकती है। लाभ अवश्य होगा।
- गर्भ न ठहरता हो तो मासिक धर्म की प्रथम तिथि से लेकर 8वें दिन तक तुलसी की पत्तियाँ चबाएँ, ऊपर से एक गिलास मीठा दूध पीएँ। ईश्वर ने चाहा तो गर्भ ठहर जायेगा।

गर्भ-निरोध

- तुलसी पत्र और गेरू—दोनों को 24 ग्राम ठण्डे पानी के साथ 4 दिन तक पीने से गर्भ नहीं ठहरता और स्त्री बाँझ हो जाती है।
- तुलसी पत्रों का एक कप काढ़ा रजोदर्शन के बाद तीन दिनों तक आधा-आधा गिलास पीने से गर्भ नहीं ठहरता और कोई हानिकारक प्रभाव भी नहीं होता।
- तालीस पत्र और गेरू—इन दोनों को शीतल जल के साथ चार दिन तक पीती रहें तो गर्भ नहीं रहेगा। स्त्री बाँझ हो जायेगी।

प्रसव वेदना

- तुलसी का रस 12-12 ग्राम पिलाने से प्रसव काल में प्रसव पीड़ा मिटती है तथा प्रसूति सरलता से हो जाती है।
- गर्भिणी की कमर में तुलसी की जड़ बाँध देने से प्रसव सरलता से हो जाता है।
- तुलसी के 24 ग्राम बीज 5-6 घण्टे के लिए पानी में भिगो दें फिर उसे मसलछान कर मिश्री मिलाकर पिलायें। इसके प्रभाव से प्रसव के समय व उसके बाद होने वाली पीड़ा शान्त हो जाती है।

प्रसूता की देखभाल

- गर्भिणी के पेट व छाती और नाभि के नीचे तुलसी के बीजों को पीसकर लेप करने से दरारें और खुजली मिट जाती है जो गर्भावस्था में पेट फूलने के कारण उत्पन्न हो जाती हैं। यदि कपूर व तुलसी मिल जायें तो वह विशेष हितकारी है।
- तुलसी एवं शहद, नीम की पत्तियों का रस—तीनों 6-6 ग्राम मिलाकर प्रसूता को पिला दें। इससे प्रसूता का दूध शुद्ध हो जाता है।
- अगर बच्चे के लिए माँ का दूध पर्याप्त न आए तो तुलसी रस और मकई के पत्तों का रस 24-24 ग्राम, असगंध का रस और गूदा तथा शहद 12 ग्राम मिलाकर एक सप्ताह तक प्रसूता को पिलाएँ। इससे दूध पूरा उतरेगा तथा दूध की पौष्टिकता व शुद्धता बढ़ जायेगी।
- तुलसी की पत्तियों का रस प्रसव के बाद पेट व पेड़ू की दरारों की खुजली पर मलने से दूर होती है।

पुरुष रोग

धातुदौर्बल्य

- तुलसी के बीजों को रात्रि को पानी में भिगोकर सुबह 15-20 दिन लेने से धातुस्राव बन्द होकर वीर्य गाढ़ा होता है और खून साफ होता है।
- तुलसी के बीज 25 ग्राम, पुराना गुड़ 250 ग्राम—दोनों को घोट कर डेढ़-डेढ़ ग्राम की गोली बना लें। 5-6 सप्ताह तक प्रतिदिन प्रातः-सायं एक-एक गोली धारोष्ण गो-दुग्ध के साथ लें। नपुंसकता को नष्ट करने के लिए अद्भुत दवा है। मर्दाना कमजोरी दूर होती है, पतला वीर्य गाढ़ा होता है तथा उसमें वृद्धि होती है और समय से पूर्व बुढ़ापा नहीं आएगा। 40 दिन तक लें।
- तुलसी पत्र का चूर्ण और नागौरी असगन्ध का चूर्ण 3-3 ग्राम लें। इसे नित्य दो या तीन बार गाय के गरम व मीठे दूध के साथ सेवन करें।
- तुलसी के बीज 60 ग्राम व मिश्री 75 ग्राम—दोनों को पीसकर 3 ग्राम चूर्ण दूध के साथ लेने से वीर्य दोष दूर होता है व धातु-दुर्बलता में लाभ होता है। परीक्षित है।
- तुलसी के 3 ग्राम बीजों को गंगाजल में पीसकर प्रतिदिन 3 बार सेवन करें।
- तुलसी के जड़ का चूर्ण 3 ग्राम, इतने ही गुड़ में मिलाकर दूध के साथ सेवन करने से पुरुषत्व में वृद्धि होती है। पतला वीर्य गाढ़ा होता है तथा उसमें वृद्धि होती है। प्रातःकाल भूखे पेट शरीर में गर्मी व शक्ति पैदा होती है। आवश्यकतानुसार दस से चालीस दिन तक लें। वीर्यवर्द्धक औषधियों के पीछे परेशान रहने वाले युवक यदि तुलसी के बीजों का उक्त प्रयोग करें तो पाँच सप्ताह में उनकी परेशानी निस्संदेह दूर हो सकती है। बीज अत्यन्त उष्ण होने के कारण दिसम्बर से फरवरी-मार्च तक ले सकते हैं।
- तुलसी की जड़ के चूर्ण को पुराने गुड़ के साथ तीन ग्राम की मात्रा में 40 दिन तक सुबह-

शाम गाय के धारोष्ण दूध के साथ सेवन करने से नपुंसकता दूर हो जायेगी, साथ ही मनुष्य अकाल मृत्यु व वृद्धावस्था से बहुत समय तक बचा रहता है। मधुप्रमेह दूर होता है तथा धातु पुष्ट होता है।

- ❑ वीर्य बढ़ाने के लिए तुलसी के बीज सवा ग्राम में पुराने शीरे (Molasses) ढाई ग्राम मिलाकर सुबह-शाम गाय के ताजे दूध के साथ सेवन करना चाहिये।
- ❑ तुलसी के बीज 60 ग्राम, गोखरू 60 ग्राम, पोस्त के डोडे 48 ग्राम, कौंच के बीज 36 ग्राम, मूसली 48 ग्राम, मिश्री 72 ग्राम—इन सबको पीस-छानकर प्रतिदिन 10 ग्राम चूर्ण दूध के साथ सेवन करने से वीर्य की निर्बलता दूर होती है।
- ❑ तुलसी के 1/2 ग्राम बीजों का चूर्ण या जड़ के चूर्ण को पान के रस में या सादा पान में रखकर खाने से तथा ऊपर से गाय का दूध पीने से बल-वृद्धि व स्तम्भन होता है। रक्तशोधक और वीर्यवर्द्धक प्रयोग है।

प्रमेह

- ❑ तुलसी की जड़ व स्वरस को मिलाकर सेवन करने से प्रमेह जैसा दुस्साध्य रोग भी दूर हो जाता है।
- ❑ तुलसी के बीजों को रातभर पानी में भिगोयें। सुबह मसलछान कर मिश्री मिलाकर पीयें। प्रमेह और स्वप्नदोष में फायदा होता है।
- ❑ तुलसी के पत्तों का रस, अर्क गुलाब, नीबू का रस, ग्लिसरीन—इन सबको मिला लें। यह लेप प्रतिदिन उपयोग में लायें। सफलता निश्चित है।
- ❑ तुलसी का रस 12 ग्राम में चावल का मांड मिलाकर नित्य दोनों समय सेवन करने से 8-10 दिन में प्रमेह शान्त हो जाता है।
- ❑ तुलसी की जड़ के 10 ग्राम चूर्ण को रात को एक कप पानी में भिगो दें। सुबह छानकर पीयें तो सात दिन में प्रमेह दूर होता है।
- ❑ काली तुलसी की पत्तियों का रस 6 ग्राम तथा 6 ग्राम दूब के रस में शहद मिलाकर लेने से 15 दिनों में प्रमेह रोग में लाभ होता है।
- ❑ तुलसी की छाया में सुखाई पत्तियों का चूर्ण, मेथी, अश्वगंधा का चूर्ण समान मात्रा में मिलाकर गाय के दूध के साथ सेवन करने से प्रमेह दूर होता है तथा धातु पुष्ट होती है।
- ❑ तुलसी की पत्तियाँ 100 ग्राम, पीपरामूल, तासीमखाना, नागकेसर, चोबचीनी, अकरकरा, प्रत्येक 20 ग्राम, पुराना शहद 200 ग्राम, सफेद शक्कर 500 ग्राम, प्रत्येक औषधि का महीन चूर्ण बनाकर शहद में मिला कर 24 घण्टे रहने दें। शक्कर की चाशनी बनाकर ठण्डा करके यह मिश्रण मिला दें। केसर, छोटी इलायची के दाने तथा जावित्री प्रत्येक 100 लेकर महीन पीसकर उपर्युक्त मिश्रण में मिलाकर काँच की बर्नी में भर दें। आवश्यकतानुसार 10 से 20 ग्राम औषधि गाय के मीठे दूध के साथ लेने से शुक्र प्रमेह, धातु क्षीणता आदि रोग दूर होते हैं। औषधि लेते समय ब्रह्मचर्य एवं पथ्य सेवन आवश्यक है।

उपदंश

- तुलसी का तेल लगाने से सभी प्रकार के फोड़े, कारबंकल, उपदंश के घाव ठीक होते हैं।
- तुलसी की पत्तियों का रस 12 ग्राम में गूलर के तने की ताड़ी (तने में कट लगा कर उसका रस इकट्ठा करते हैं) 48 ग्राम, जीरा व मिश्री मिलाकर 7 दिन पीयें तो गर्मी या उपदंश रोग दूर हो जायेगा।
- सूजाक (उपदंश) नामक मूत्र रोग में तुलसी के बीज, छोटी इलायची के दाने, कलमी शोरा, 5-5 ग्राम मिलाकर पीस लें। 5 ग्राम चूर्ण खाकर दही से दुगुना पानी मिलाकर लस्सी अधिक मात्रा में पीने से अत्यन्त लाभ होता है। **उसमें शक्कर या अन्य कोई पदार्थ न मिलाएँ।**
- तुलसी के बीजों को पानी के साथ पीसकर लुगदी बनायें, इससे दुगने नीम के तेल में लुगदी जलने तक पकायें। ठण्डा होने पर उपदंश के घाव पर लगायें। यह तेल किसी भी घाव के लिए अत्यन्त लाभदायक है।

स्वप्नदोष

- तुलसी की जड़ के छोटे-छोटे टुकड़े पीस कर या उनका चूर्ण पानी में मिलाकर पीने से स्वप्नदोष व शुक्रक्षय में लाभ होता है।
- तुलसी के बीज 12 ग्राम पानी से कुछ समय शाम को सेवन करें।
- तुलसी के बीज या जड़ के टुकड़े चौथाई चम्मच, कत्था-चूना लगे पान में या सादा पान में रखकर खाली पेट खाने से स्वप्नदोष तथा शीघ्रपतन दूर होता है।
- काली तुलसी के दस-बारह पत्ते जल के साथ रात को लेने पर स्वप्नदोष रुक जाता है।
- तुलसी की पत्तियाँ, छोटी इलायची थोड़ी-सी, सुधा मूली 10 ग्राम का काढ़ा नियमित लेने से स्वप्नदोष में लाभ होता है। यह एक पौष्टिक द्रव्य के रूप में भी काम करता है।
- तुलसी के दस ग्राम बीज मिट्टी के बर्तन में रात को भिगो दें। प्रातःकाल 15 बादाम गिरी, 16 दाने छोटी इलायची उसमें मिलाकर पीस लें, स्वादानुसार शक्कर डालकर पीने से स्वप्नदोष दूर होता है।
- तुलसी के बीज के चूर्ण को शहद के साथ लेने से स्वप्नदोष, मधु प्रमेह, तथा धातु सम्बन्धी विकार दूर होते हैं।
- तुलसी की पत्तियों का चूर्ण, शीतल चीनी का चूर्ण तथा कपूर—इन सबको समान मात्रा में रात को सोते समय ठण्डे पानी के साथ लेने से स्वप्नदोष दूर होता है।

शीघ्रपतन

- तुलसी के दो पत्ते और चार ग्राम बीज रोजाना सुबह-शाम पान में रखकर खाने से स्त्री सम्भोग में पुरुष के शीघ्रपतन में लाभ होता है तथा वह अधिक देर तक ठहरता है।
- शीघ्रपतन होने पर तुलसी के आधा चम्मच बीज नित्य दूध से फंकी लें।

- तुलसी की जड़ का छोटा-सा टुकड़ा नित्य दो माह तक चूसने से शीघ्रपतन में लाभ होगा।
- तुलसी के मूल के महीन टुकड़े करें, पान में सुपारी की जगह इन टुकड़ों को खाने से स्तम्भन शक्ति में वृद्धि होती है तथा स्वप्नदोष की शिकायत दूर होती है।
- तुलसी के मूल तथा सूरती कंद (सूरन) 5-5 ग्राम पीस लें। दो ग्राम चूर्ण पान में रख कर खाने से लाभ होता है।
- तुलसी के बीज 50 ग्राम, मूसली 40 ग्राम, मिश्री 60 ग्राम लेकर पीस लें। 10 ग्राम चूर्ण प्रतिदिन दूध के साथ लेने से वीर्य की निर्बलता में सुधार होता है।
- 15 ग्राम तुलसी के बीज में 30 ग्राम शक्कर की पुरानी चाशनी मिलाकर प्रतिदिन सुबह-शाम सेवन करने से वीर्य की निर्बलता दूर होती है।

सूजाक

- तुलसी की पत्तियों के रस में शहद मिलाकर पीने से नया सूजाक दूर होता है।
- तुलसी की पत्तियाँ, गुरुचव, गुड़—ये सभी एक साथ पीसकर 7 दिन तक खायें, ऊपर से गाय का दूध खूब सारा पीयें। पुराना सूजाक ठीक हो जायेगा।
- तुलसी के बीजों को रात में पानी में भिगो दें। सुबह उन्हें मसलछान कर मिश्री मिलाकर कुछ दिन सेवन करने से प्रमेह, सूजाक , मूत्रकृच्छ, मूत्र नली का दाह आदि रोग दूर होंगे।
- तुलसी की पत्तियों के 20-30 ग्राम रस को 125 ग्राम दूध व 125 ग्राम पानी में मिलाकर पेशाब की जलन होने पर पीयें।
- तुलसी के बीज को जीरा व शक्कर के साथ पीसकर दूध में मिलाकर सेवन करने से मूत्रदाह, बस्तिशोथ व पथरी शूल में लाभ होता है।
- कुछ दिन तुलसी की पत्तियाँ खाने से मूत्रकृच्छ दूर होता है।
- अंगूर या नारियल पानी या गन्ने के रस में उससे आधी मात्रा में तुलसी का रस मिलाकर लेने से बन्द पेशाब खुलकर आता है।
- तुलसी पत्र के रस में नीबू 10-10 ग्राम की मात्रा में मिलाकर पीने से मूत्रकृच्छ (मूत्राघात) दूर होता है।

धातुदौर्बल्य

- तुलसी के बीज, सुधामूली, छोटी इलायची के बीज, मूसली, सफेद गोखरू प्रत्येक 5 ग्राम लेकर पीस लें। चूर्ण के बराबर शक्कर मिलाकर रख लें। 5 ग्राम चूर्ण सुबह-शाम दूध के साथ लें।
- तुलसी के बीज का चूर्ण और इससे दुगना गुड़ मिलाकर मटर के बराबर गोलियाँ बना लें। चार माह तक प्रतिदिन सुबह-शाम एक-एक गोली खाकर ऊपर से गाय का गर्म व मीठा दूध पीयें तो नपुंसकता दूर होकर वीर्य में वृद्धि होती है। नसों में शक्ति का संचार होता है, पाचन शक्ति बढ़ती है। यह हर तरफ से हताश पुरुष को सशक्त बनाता है।

बाल रोग

तुलसी के बीज बच्चों के लिए 2 से 5 ग्राम की मात्रा में पर्याप्त हैं। इसे दिन में 3-4 बार दिया जा सकता है। तुलसी का रस शीत ऋतु में गुनगुना करके दें। निरोगी बच्चों को नियमित तुलसी का रस देने से वे स्वस्थ रहते हैं।

उल्टी

- ❑ प्रातःकाल तुलसी की पत्तियों के रस में शहद मिलाकर चटाने से वमन में लाभ होता है। दूध पीने वाले बच्चे दूध उलटते हों, तो भी दें।
- ❑ तुलसी के बीज एक रत्ती पीसकर दिन में 3-4 बार पिलाने से वमन शान्त हो जाती है।
- ❑ तुलसी के बीजों के चूर्ण में शहद मिलाकर चटाने से शिशुओं और बच्चों को उल्टी की शिकायत नहीं रहती।
- ❑ तुलसी के बीज पीसकर दूध में मिलाकर देने से बच्चों की उल्टी दूर होती है।

कब्ज

- ❑ तुलसी व पान के पत्तों का रस बराबर मात्रा में मिलाकर गर्म करके देने से बच्चों को अफारा, पेट फूलना, दस्त साफ न आना आदि ठीक होता है।
- ❑ बच्चे को पाखाना न हो रहा हो और उसका पेट फूल गया हो तो थोड़ा-सा तुलसी का रस गर्म करके बच्चे को पिला दें। कभी-कभी तुलसी का रस पिलाते रहने से बच्चों की साधारण शिकायतें दूर हो जाती हैं।
- ❑ तुलसी और अदरक का रस या सोंठ का चूर्ण समभाग लेकर थोड़ा-सा गुनगुना करके बच्चों के पेट दर्द में पिला दें।
- ❑ तुलसी के पत्तों के रस में चीनी मिलाकर शर्बत बना लें। बच्चों का पेट फूलना, दस्त, खाँसी, सर्दी, जुकाम, उल्टी आदि होने पर एक चम्मच पिलाने से ये सब रोग ठीक हो जायेंगे। नियमित प्रयोग से बच्चा स्वस्थ रहता है।
- ❑ तुलसी की चाय पिलाने से कब्ज व पेट फूलने में लाभ होता है।
- ❑ तुलसी की जड़ का काढ़ा मिश्री मिलाकर पिलाने से कब्ज में लाभ होता है तथा पेट फूलना मिट जाता है।

कान

- ❑ तुलसी के पत्तों के रस को थोड़ा गर्म करें और सहने योग्य कान में डाल देने से बच्चों का कान दर्द तुरन्त शान्त होगा।
- ❑ तुलसी व नीम की पत्तियों के रस में शहद मिलाकर बहते कान में डालने से कान का बहना बन्द हो जाता है।

खाँसी

- नौसादर और पीपल 1-1 रत्ती—दोनों को अत्यन्त बारीक पीसकर तुलसी के 1 ग्राम रस में मिलाकर दिन में 2-3 बार देने से बच्चों की खाँसी में लाभ होता है।
- तुलसी की मंजरी अदरक के रस में पीसकर शहद में मिलाकर चाटने से खाँसी दूर होती है। प्रतिदिन 30 से 60 बूँदें बच्चों को पिलाने से बच्चों का श्लेष्म ज्वर और खाँसी की शिकायत दूर हो जायेगी।
- तुलसी के पत्ते का रस एक चम्मच बच्चों को खाँसी-कफ होने पर दिन में 2-3 बार दें।
- जिन बच्चों को बड़ी जल्दी सर्दी पकड़ लेती है उन्हें 1-2 तुलसी की पत्तियाँ रोज खिलाएँ, दुबारा सर्दी का असर नहीं होगा या आगे से कम होता जायेगा।
- तुलसी के पत्तों का 3 ग्राम रस गुनगुना करके उसमें 5 बूँदें शहद की मिलाकर बच्चों को 3-3 घण्टे बाद 4 बार पिलाने से सर्दी, खाँसी, कफ की गड़गड़ाहट, कंठ की खराबी में लाभ होता है।
- तुलसी की पत्तियों का रस और अदरक का रस गर्म करके ठण्डा होने पर शहद मिलाकर बच्चों को देने से खाँसी में आराम होता है।
- तुलसी की मंजरी, सोंठ, प्याज को कूटकर शहद मिलाकर चाटने से सूखी खाँसी व बच्चों के दमा में लाभ होता है।
- तुलसी पत्र का रस 15 ग्राम, अदरक का रस 5 ग्राम, अजवाइन चूर्ण 5 ग्राम, शहद 25 ग्राम को मिलाकर प्रतिदिन 30 से 60 बूँदे बच्चों को पिलाने से बच्चों का शीतज्वर और खाँसी की शिकायत दूर हो जायेगी।
- तुलसी पत्र और कालीमिर्च बराबर मात्रा में पीसकर मूँग के बराबर गोलियाँ बनायें और एक-एक गोली दिन में 3-4 बार खिलाने से काली खाँसी व सामान्य खाँसी दूर होती है।
- तुलसी की मंजरी, बच, छोटी पीपल, मुलेठी 6-6 ग्राम, शक्कर 30 ग्राम, सबको 500 ग्राम पानी में औटायें, जब पानी 125 ग्राम शेष रह जाये तो, एक-एक चम्मच दिन में 5-6 बार बच्चों को चटायें। कुकर खाँसी व सादा खाँसी अवश्य ठीक हो जायेगी।
- तुलसी के रस में मुलहठी का रस मिलाकर चटाने से बच्चों की खाँसी मिट जाती है।
- बच्चों को सर्दी या खाँसी हो तो तुलसी पत्र का रस, अजवाइन और हल्दी 5-5 ग्राम लेकर पीस कर 25 ग्राम शहद मिलाकर शीशी में भर कर रख लें। दिन में 2-3 बार 30 से 60 बूँदें पिलाने से लाभ होता है।
- चाय में तुलसी की 4-5 पत्तियाँ डाल कर यह चाय बच्चे को सुबह-शाम एक-दो चम्मच देने से दो-तीन दिन में ही सर्दी खाँसी जाती रहेगी।
- छोटे बच्चों की खाँसी में तुलसी पत्र, काकड़ासिंगी, अतिविष-कली—प्रत्येक 5 ग्राम लेकर शहद के साथ माता का दूध मिलाकर पिलाने से लाभ होता है।
- तुलसी और कासौंदरा के पत्तों का रस मिलाकर पिलाने से खाँसी दूर होती है।

चेचक

- ❒ तुलसी के पत्तों के साथ अजवाइन पीसकर नित्य सेवन करने से चेचक का ज्वर कम हो जाता है।
- ❒ तुलसी की मंजरी, अजवाइन व अदरक समान मात्रा में पीसकर देने से बच्चों की शीतला या चेचक ठीक हो जाती है।
- ❒ तुलसी की मंजरी 12 ग्राम, मेथी 12 ग्राम, कूट 36 ग्राम—इन सबको चौगुने पानी में पकायें। जब चौथाई जल शेष रहे तब छानकर पिलायें।

ज्वर

- ❒ दूध में 5 तुलसी की पत्तियाँ और एक लौंग उबालकर पिलाने से बच्चों की पसली चलने में निश्चय ही लाभ होगा।
- ❒ तुलसी के 2 पत्ते व 1 लौंग पानी में घोट कर बच्चे को पिलाने से बुखार उतर जाएगा।
- ❒ तुलसी के पत्तों को कालीमिर्च के साथ पीसकर शहद या मिश्री मिलाकर ज्वर खाँसी होने पर चटाना चाहिये।
- ❒ तुलसी की 5 पत्तियाँ और 2 कालीमिर्च पीसकर पिलाने से बच्चों के निमोनिया में लाभप्रद है।
- ❒ बच्चों को सर्दी वाले ज्वर में गर्म किया हुआ तुलसी का रस छाती और कपाल पर मलें, सुँघाएँ और एक चम्मच रस में शहद मिलाकर पिलाएँ।
- ❒ तुलसी के 10 ग्राम रस में पीपल के 2-3 ग्राम चूर्ण और 5 ग्राम मिश्री मिलाकर देने से बच्चे का ज्वर मिट जाता है।
- ❒ तुलसी की मंजरी तथा मेथी 12-12 ग्राम, कुटकी 5 ग्राम—सबको 50 ग्राम पानी में उबालें। चौथाई पानी शेष रहने पर छानकर ठण्डा करके पिलाने से शीत ज्वर में लाभ पहुँचता है।
- ❒ तुलसी पत्र, बबूल की कोंपलें, अजवाइन 10-10 ग्राम लें। उसमें से 5 ग्राम लेकर 50 ग्राम पानी में उबालें, चौथाई पानी शेष रहने पर छानकर, शक्कर मिलाकर बच्चों को पिलाने से सभी प्रकार के ज्वर दूर हो जाते हैं।
- ❒ तुलसी के 15 ग्राम स्वरस में 5 ग्राम मिश्री, 2 ग्राम कालीमिर्च चूर्ण मिलाकर उम्र के अनुसार 10 से 30 बूँदें बच्चों को देने से ज्वर व खाँसी दूर होती हैं।
- ❒ तुलसी पत्र का स्वरस 200 ग्राम को 125 ग्राम पानी में एक घण्टे धीमी आँच पर पकाएँ। 500 ग्राम शक्कर की चाशनी बनाकर उसमें मिला दें। बच्चों को 3-4 ग्राम रस ज्वर-खाँसी में देने से रोग दूर होते हैं।
- ❒ काली तुलसी की पत्तियों के रस में थोड़ा-सा सेंधा नमक मिलाकर देने से क़ै होकर पसली चलना बन्द हो जाता है। अफारा व मलबद्धता में भी लाभ पहुँचता है।

दाँत निकलना

- तुलसी के पत्तों का रस शहद में मिलाकर मसूड़े पर मालिश करने से तथा चटाने से दाँत बिना तकलीफ के निकल आते हैं।
- तुलसी की पत्तियों के दो रत्ती चूर्ण को अनार के शर्बत में घोलकर दाँत निकलते समय पिलाने से दाँत सरलता से निकलते हैं व दस्त नहीं होते। (सर्दियों में हल्का गर्म करके दें।)
- तुलसी पत्र रस में चाशनी मिलाकर, कठिनाई से दाँत निकलते हों तो मसूड़ों पर लेप करें।
- दाँत निकलने से पहिले अगर बच्चों को तुलसी का रस पिलायें तो दाँत बिना कष्ट के सरलता से निकलते हैं।

दमा

- बच्चों को दमा रोग हो तो तुलसी एवं अदरक का रस दें।
- तुलसी के पत्ते धोकर पेस्ट-सा बना लें या रस निकाल कर शहद में मिलाकर देने से बच्चों के दमा में बहुत लाभ होता है। तुलसी का 5 बूँद रस आधा चम्मच शहद में मिलाकर दें।
- तुलसी के रस में चाशनी मिलाकर देने से बच्चों के श्वास रोग में लाभ होता है।
- तुलसी की पत्ती और मंजरी को उबाल कर गुड़ के साथ बच्चों की साँस फूलने पर पिलायें।
- तुलसी की मंजरी, सोंठ, प्याज—तीनों को कूट कर शहद में मिला कर चटाने से बच्चों को सूखी खाँसी व दम फूलने के रोग में लाभ होता है।

दस्त

- बच्चों में संक्रामक अतिसार होने पर 1 ग्राम तुलसी के बीजों को आधा कप गोदुग्ध में मिलाकर पिलाने से लाभ होता है।
- तुलसी की पत्तियों के रस में शहद मिलाकर चटाने से दस्त आने बन्द हो जाते हैं।

पेट दर्द

- तुलसी की पत्तियों के रस में थोड़ी सोंठ मिलाकर छोटे बच्चों को पिलाने से पेट दर्द दूर होता है।
- तुलसी व अदरक का रस समान मात्रा में लेकर थोड़ा गर्म करके पिलाने से बच्चों का पेट दर्द दूर होता है।
- छोटे बच्चों का पेट फूल जाये, या पेट दर्द हो तो तुलसी का स्वरस गुनगुना करके आयु के अनुसार 5-10 ग्राम देने से आराम हो जाता है।
- छोटे बच्चों को अफारा या पेट फूलने की शिकायत होने पर तुलसी के पत्तों का रस और पान का रस बराबर मात्रा में निकालकर, इसकी 10-10 बूँदें सुबह, दोपहर और शाम को चटा दें। बहुत लाभ होगा।

पेट में कीड़े

- तुलसी की पत्तियों का रस गरम करके पिलाने से बच्चों के पेट के कीड़े मर जाते हैं।
- बच्चों के मल या उल्टी में कृमि निकलते हों तो बायविडंग के साथ तुलसी की पत्तियों को उबालकर पिलाएँ।
- तुलसी का रस 10 ग्राम, बायविडंग, कांकच (हर्र) का चुटकी भर चूर्ण मिलाकर दिन में दो-तीन बार चटायें।
- तुलसी का रस दो चम्मच, बायविडंग चूर्ण दो ग्राम, हींग आधा ग्राम, शहद आधा चम्मच मिलाकर प्रतिदिन सुबह-शाम बच्चों के कृमि होने पर चटायें।

बच्चों के सभी रोगों की दवा

- तुलसी के पत्तों का शर्बत बनाकर शीशी में भर लें। आधा-आधा चम्मच सुबह-शाम देने से सर्दी, जुकाम, खाँसी, दस्त, उल्टी, पेट फूलना आदि रोग दूर होते हैं।
- तुलसी के पत्ते, पुदीना, अतीस (अतिविषा)—ये सभी 50-50 ग्राम लें। धाय (धात्री) के फूल, मुलहठी 100-100 ग्राम लेकर पीस लें, फिर चार किलो पानी में इनको धीमी आँच पर पकायें। जब पानी चौथाई रह जाये तब उसमें एक किलो चूने का निथरा जल मिला लें। डेढ़ किलो चीनी की चाशनी बनाकर उसमें पहले बनाया गया काढ़ा अच्छी तरह मिला लें। इस दवा को साफ शीशी में बन्द करके रख दें। दो चम्मच दवा सुबह-शाम बच्चों को दें। इस दवा से बच्चों के बुखार, खाँसी, जुकाम, सूखा रोग आदि ठीक हो जाते हैं। साथ ही हड्डियाँ भी मजबूत बनती हैं।
- तुलसी के पत्तों का 10 बूँद रस पानी में मिलाकर रोज बच्चों को पिलाने से स्नायु या मांसपेशियाँ व हड्डियाँ मजबूत होती हैं।
- तुलसी के पत्तों का रस बच्चों को पिलाने से स्मरण शक्ति बढ़ती है।
- बच्चों का उत्तम स्वास्थ्य बनाये रखने के लिए तुलसी, अदरक का रस गर्म करके ठण्डा होने पर शहद मिलाकर पिलायें। कब्जियत, अजीर्ण, वमन, हिचकी, श्वास, खाँसी, ज्वर आदि का भय नहीं रहता तथा बच्चे स्वस्थ रहते हैं और उनकी दुर्बलता दूर होती है।
- तुलसी की पत्तियों के रस की 5 से 10 बूँदें देशी शक्कर के साथ पिलाने से निर्बलता दूर होकर बल की वृद्धि होती है।
- तुलसी की जड़ की छाल का चूर्ण कपड़छान करके शहद के साथ चटाने से बच्चों के पेट की चर्बी अनावश्यक रूप से बढ़ गई हो तो इसके प्रयोग से घट जायेगी।
- तुलसी के बीज, अतीस, नागरमोथा, काँकड़ासिंगी, छोटी कटेरी के फूल की केसर, बायविडंग, भुना जीरा, छोटी पीपल, बंसलोचन, केसर—ये सभी औषधियाँ समान मात्रा में लेकर कपड़छान चूर्ण बनाकर तुलसी के रस में खरल करके चने के बराबर गोलियाँ बना लें। बच्चों को दिन में 3-4 बार शहद के साथ इन गोलियों को देने से ज्वर, खाँसी,

अतिसार, श्वास, पीनस, दूध उलटना, जूड़ी, वमन, पसलियाँ चलना आदि समस्त रोग दूर हो जाते हैं।

- तुलसी मूल की छाल का चूर्ण शहद के साथ देने से बच्चों का मेद रोग मिट जाता है।
- तुलसी का क्वाथ या चाय बनाकर पिलाने से बच्चों के यकृत सम्बन्धी रोग दूर हो जाते हैं। बच्चों के मुँह में छाले हो जायें तो तुलसी की पत्तियाँ चबाने से लाभ होता है।
- बिना बुझे चूने को पानी में भिगो दें, दो-तीन दिन तक हिलाते रहें। फिर जब पानी स्थिर हो जाये, पूर्ण स्वच्छ हो जाए तो ऊपर का स्वच्छ जल निथार लें। इसे लाइम वाटर कहते हैं। तुलसी के स्वरस व लाइम वाटर को समान मात्रा में लेकर उसमें शक्कर या चाशनी मिला लें। 5 से 60 बूँदें उम्र के अनुसार बच्चों को देने से हड्डियाँ मजबूत रहती हैं तथा समस्त रोग दूर होकर वे स्वस्थ रहते हैं।
- तुलसी की मंजरी, अजवाइन, अदरक समान मात्रा में पीसकर देने से बच्चों की शीतला या चेचक ठीक होती है।
- तुलसी पत्र का चूर्ण तथा मीठी बच का चूर्ण उम्र के अनुसार शहद में मिलाकर देने से सभी बाल रोग दूर हो जाते हैं।

तुलसी के अन्य उपयोग

- लोग नित्य आदत के रूप में चाय पीते हैं, यह हानिकारक है। चाय के स्थान पर तुलसी की चाय पीयें, इसमें तुलसी दल, सौंफ, इलायची, पुदीना, सोंठ, कालीमिर्च, ब्राह्मी, दालचीनी आदि का समावेश किया जाता है।
- तुलसी के 8-10 पत्ते, 1/2 टुकड़ा कसी अदरक, 7 कालीमिर्च साबुत—सबको एक बड़े कप पानी में डालकर 2 मिनट के लिए उबालें। आँच से उतार कर 2-3 मिनट ढक कर रखें। इसे छानकर उबला हुआ गर्म दूध व चीनी डालकर हल्का-सा गरम पियें। 5-10 मिनट चादर ओढ़कर सो जायें। सिर-दर्द, जुकाम, अपाचन, गले के दर्द व गला पक जाने पर दिन में दो-तीन बार पियें।
- तुलसी की पत्तियाँ व सेज को मिलाकर एक तरावट भरा मीठा पेय तैयार किया जाता है। यह आँतें साफ करता है व बादी से राहत दिलाता है।
- तुलसी के पत्तों का रस 8 बूँदें पानी में मिलाकर नित्य पीने से माँसपेशियाँ और हड्डियाँ मजबूत होती हैं।
- प्रात: शौचादि से निवृत्त होकर तुलसी के पाँच पत्ते चबाकर शीतल जल पीने से शरीर के अनेकों दोष व सामान्य रोग दूर हो जाते हैं। ओज, बल, तेज, मेधा, और स्मरण शक्ति बढ़ती है। रक्त विकार, आमाशय, यकृत, हृदय, छाती के रोग दूर होते हैं।
- तुलसी के बीज दूध में उबालकर, शक्कर मिलाकर पीने से ताकत बढ़ती है।
- **तुलसी सुधा**—पानी व गुड़ पर्याप्त मात्रा में उबालें। नीचे उताकर उसमें एक कप पानी के लिए 8-10 तुलसी के पत्ते पीस लें, साथ ही सोंठ, कालीमिर्च, लौंग, दालचीनी उचित मात्रा में डालकर ढँक दें। 5-7 मिनट बाद छानकर उसमें स्वादानुसार नीबू निचोड़ कर पीयें। साधारण बुखार और सर्दी-जुकाम में यह एक अच्छी दवा का काम करता है। इसका प्रयोग चाय-कॉफी की जगह करना हो या बवासीर हो, तो तुलसी के साथ इलायची का ही प्रयोग करें। इसके सेवन

से चाय, कॉफी, शराब, बीड़ी, सिगरेट, तम्बाकू जैसे व्यसन दूर हो जाते हैं।

- **भक्तिसुधा**—गरमी के मौसम में या कभी भी इसका उपयोग किया जा सकता है। ठण्डे पानी में तुलसी, गुड़, दालचीनी, लौंग, इलायची, मिलाकर नीबू निचोड़कर पीयें।
- तुलसी का सेवन विटामिन 'ए' व 'बी' की कमी दूर करके विटामिन 'ए', 'बी' की पूर्ति करता है।
- तुलसी के स्वरस में शहद मिलाकर नियमित थोड़े समय तक लेने से मेधा व शक्ति बढ़ती है। यह एक प्रकार का टॉनिक है।
- तुलसी, आम, जामुन, बेल, बिजौरा नीबू और अशोक की कोमल पत्तियाँ समभाग लेकर छाया में सुखा कर कूट लें। जरूरत के समय थोड़ा-सा चूर्ण लेकर इसकी चाय बनायें और छानकर दूध और गुड़ मिलाकर पीयें। नियमित सेवन से—वात, पित्त और कफ—तीनों दोष दूर हो जाते हैं।
- तुलसी के सूखे पत्ते, अगिया घास 3-3 किलो, सोंफ व लाल चन्दन 2-2 किलो, तेजपत्ता, ब्राह्मी बूटी, इलायची प्रत्येक 1-1 किलो, दाल चीनी 500 ग्राम, बनफशा 250 ग्राम—इन सबको जौकुट करके बर्नी में भर लें। जब चाय बनानी हो तो 1 किलो उबलते पानी में 12 ग्राम यह मिश्रण डालकर उतार लें। थोड़ी देर ढँक कर रख दें। फिर छानकर दूध व देशी खाँड डालकर पीयें। इस चाय से स्फूर्ति, आनन्द प्राप्त होगा। यह चाय खाँसी, जुकाम, ज्वर, कफ, गले के रोगों के लिए अत्यन्त लाभप्रद है।
- तुलसी की 10 से 20 पत्तियों को कुचल लें, इसमें सौंठ, पीपरामूल और इलायची का चूर्ण उचित मात्रा में एक कप पानी में डालकर उबालें। इसमें एक चम्मच शक्कर डालकर प्रतिदिन प्रातःकाल गर्म-गर्म चाय पीएँ। इसे छानें नहीं, तुलसी की पत्तियों को चबाकर खा लें। यह तुलसी की चाय अनेक रोगों को नाश करने वाली, भूख जगाने वाली तथा स्फूर्तिप्रद है।
- तुलसी की पत्तियाँ थोड़ी-सी, नागरबेल के दो पत्ते बारीक तोड़ कर, एक चम्मच अजवाइन को एक कप उबले पानी में डालकर थोड़ी देर और उबालें। कुछ गाढ़ा होते ही उतार लें। सबको उसी पानी में घोट कर छान कर उसमें थोड़ा-सा शहद व थोड़ा-सा पानी मिलाकर उसे पीने योग्य बना लें। 5-10 ग्राम पेय दिन में एक बार दो-तीन दिन तक पीने से पाचन शक्ति, स्फूर्ति में वृद्धि होती है। बच्चों को 2 चम्मच पेय काफी रहेगा।
- तुलसी की पिसी हुई पत्तियों में एक चम्मच शहद मिलाकर नित्य एक बार पीने से आप निरोग रहेंगे तथा गालों पर चमक पैदा होगी।
- तुलसी के बीज सेवन करने से शरीर की कमजोरी दूर होती है।
- तुलसी के पत्तों का दो-तीन चम्मच रस प्रातःकाल खाली पेट लेने से बल, तेज, स्मरण शक्ति में वृद्धि होती है।
- तुलसी पत्र 12 ग्राम, कालीमिर्च 24 ग्राम, सोंठ 36 ग्राम, पीपल 48 ग्राम, बंसलोचन 60 ग्राम, इलायची 6 ग्राम, मिश्री 380 ग्राम—इन सबको कूट- छानकर शहद के साथ सेवन करने से प्रायः समस्त रोगों में हितकर है। आयुर्वेद में यह **तालीसादि चूर्ण** के नाम से विख्यात है।
- **तुलसी का शर्बत**—तुलसी पत्र मंजरी सहित 50 ग्राम, अदरक 25 ग्राम, कालीमिर्च 15 ग्राम को 500 ग्राम जल में पकाएँ। चौथाई शेष रहने पर छानकर इसमें 10 ग्राम छोटी इलायची के बीज बारीक पीसकर, मिलाएँ और 200 ग्राम चीनी मिलाकर पकाएँ। जब एक तार की चाशनी हो जाये तो छान कर रख लें। आधा चम्मच से डेढ़ चम्मच बच्चों को उम्र के हिसाब से, बड़ों को 2 से 4 चम्मच तक दिन में 3-4 बार चटायें। खाँसी, श्वास, कूकर खाँसी, जुकाम आदि ठीक होता है। जुकाम व दमा आदि में इसको पानी के साथ मिलाकर लेना अतिलाभकारी है। इससे बच्चों के पाचन में भी सुधार होता है।

- तुलसी के पाँच पत्ते और कालीमिर्च पीसकर एक गिलास पानी में मिलाकर प्रात: 21 दिन पीयें। यह मस्तिष्क की गर्मी दूर करने की शक्ति देती है।
- तुलसी, कटारी, बेलपत्र, लाजवन्ती और आम की पत्तियों को अलग-अलग छाया में सुखाकर और उनका चूर्ण बनाकर मिलाकर रख लें। चाय बनाते समय इसका थोड़ा-सा चूर्ण पानी में उबालकर पीयें। इसके सेवन से सब प्रकार के ज्वर दूर होते हैं तथा रक्त के सारे दोष दूर हो जाते हैं।
- तुलसी के दस पत्ते, कालीमिर्च 5, बादाम 5, थोड़ा-सा शहद मिलाकर ठण्डाई की तरह प्रतिदिन पीने से स्मरण शक्ति बढ़ती है।
- पानी में तुलसी के पत्ते डालने से पानी शुद्ध हो जाता है तथा वह टॉनिक का काम करता है।
- दूषित जल में तुलसी की हरी पत्तियाँ (4 लीटर में 50-60 पत्तियाँ) डालने से जल शुद्ध और पवित्र हो जाता है। इसके लिए जल को कपड़े से छानते समय तुलसी की पत्तियाँ कपड़े पर रखकर जल छान लेना चाहिये।
- तुलसी की पत्तियों में खाद्य वस्तुओं को विकृत होने से बचाने का अद्‌भुत गुण है।
- यदि आप स्वाद से अधिक स्वास्थ्य को महत्त्व देते हैं तो आप तुलसी की चाय पीयें, क्योंकि तुलसी की चाय सिर्फ स्वाद या मूड़ बनाने के लिए पीने वाली चाय जैसी स्वाद और सुगंध देने वाली नहीं होती। स्वास्थ्य की रक्षा करने वाली, दिमागी शक्ति बढ़ाने वाली, रोग प्रतिरोधक शक्ति बढ़ाकर रोगों से बचाने वाली, स्फूर्तिदायक, पाचन शक्ति बढ़ाने वाली और शरीर को ऊर्जा प्रदान करने वाली यह तुलसी की चाय बहुत लाभकारी है।
- तुलसी के छाया में सुखाये हुए पत्ते 200 ग्राम, दालचीनी 50 ग्राम, तेज पत्ता 100 ग्राम, बनफशा 25 ग्राम, सौंफ 250 ग्राम, छोटी इलायची के दाने 150 ग्राम, लाल चन्दन 250 ग्राम और कालीमिर्च 25 ग्राम—इन सबको मिलाकर जौ-कूट कर लें और बर्नी में भर लें। एक भगौने में आठ कप पानी डाल दें, इच्छानुसार शक्कर डाल दें और उबाली आने पर नीचे उतार लें। इसमें एक बड़ा चम्मच चूर्ण डालकर तुरन्त ढँक दें। थोड़ी देर सीझने दें फिर छानकर कप में पीने के लिए डालें। इसमें दूध नहीं डलेगा।
- तुलसी के छाया में सुखाये पत्ते 50 ग्राम; सौंफ, बनफशा, ब्राह्मी बूँटी, लाल चन्दन प्रत्येक 30-30 ग्राम; इलायची, दाल चीनी 10-10 ग्राम मिलाकर कूट लें और इसे चाय के समान पानी में डालकर उबालें, दूध-शक्कर मिलाकर पीयें। इससे सामान्य ज्वर, जुकाम, छींकें आना आदि अनेक रोग दूर होंगे तथा स्वास्थ्य अच्छा रहेगा।
- ताजा तुलसी की पत्तियाँ 7 से 11 या छाया में सूखी हुई पत्तियों का चूर्ण चौथाई चम्मच, अदरक 2 ग्राम या सोंठ चूर्ण चौथाई चम्मच, 7 कालीमिर्च का चूर्ण— तीनों को 200 ग्राम उबलते पानी में डालकर दो मिनट उबालें। नीचे उतार कर 2 मिनट ढँककर रख दें, फिर छानकर 100 ग्राम दूध तथा 2 चम्मच चीनी डालकर पी जायें और ओढ़कर दस मिनट सो जाएँ। सर्दी का सिर-दर्द, नाक में सर्दी, जुकाम, पीनस, श्वास नली में सूजन व दर्द, ज्वर, मलेरिया, बदहज्मी, छाती या पसली में दर्द आदि रोग दूर होते हैं।
- तुलसी के 10 ग्राम पत्र, 250 ग्राम पानी में उबालें। आधा या चौथाई पानी शेष रह जाने पर 20-25 ग्राम मिश्री और 4-6 चम्मच दूध मिलाकर पियें। यह चाय सर्दी, जुकाम, हरारत, शरीर दर्द, थकावट, अरुचि, सुस्ती, दाह, वायु और पित्त दूर करती है तथा सर्वथा हानिरहित है।
- तुलसी की सूखी पत्तियाँ 3 ग्राम, तीन दाना छोटी इलायची, 1-1 ग्राम केसर और दालचीनी—इन सबको 350 ग्राम खौलते पानी में डालकर ढँक दें। दो-तीन मिनट बाद छान लें और दूध व गुड़ डालकर पीयें।

■■■

डॉ. गणेश नारायण चौहान

भोजन के द्वारा चिकित्सा–1	130.00	भोजन के द्वारा चिकित्सा–2	100.00
क्या खायें और क्यों	130.00	शक्तिवर्धक भोजन	80.00
स्वदेशी चिकित्सा के सफल प्रयोग	120.00	पाचनतंत्र रोगों की प्राकृतिक चिकित्सा	120.00
सामान्य रोगों की सरल चिकित्सा गुप्ता	220.00	अनुभूत चिकित्सा योग डॉ. चौहान, डॉ. त्रिवेदी	100.00
मसालों द्वारा चिकित्सा	120.00	होम्योपैथी व्यवहारिक चिकित्सा सार	180.00
कमर दर्द से मुक्ति ★	80.00	ब्लड प्रेशर से पाएँ मुक्ति ★	70.00
घुटनों व जोड़ों के दर्द की चिकित्सा ★	80.00	मोटापे से मुक्ति पाइये ★	100.00
आहार चिकित्सा श्रीमती राज. गुप्ता	120.00	स्वास्थ्य सबके लिये डॉ. जीवनलाल गाँधी	100.00
हृदय...रोगों की चिकित्सा डॉ. विष्णु जैन	150.00	बिना दवा इलाज डॉ. जयमाला जशनानी	120.00

डॉ. एन. के. शर्मा

प्राकृतिक आहार के चमत्कार	100.00	सही पकाइये रोग भगाइये	80.00
स्वादिष्ट प्राकृतिक व्यंजन	80.00	कैंसर की योग एवं प्राकृ. चिकि. डॉ. रहमान	80.00
दाँतों के रोग अरविन्द सोढ़ानी	125.00	मधुमेह का उपचार अरविन्द सोढ़ानी	80.00
हृदय रोगों की चिकित्सा अरविन्द सोढ़ानी	200.00	रक्तचाप की चिकित्सा अरविन्द सोढ़ानी	250.00
गर्भावस्था और शिशु का पालन पोषण	125.00	ऋतुचर्या और अपना स्वास्थ्य सोढ़ानी	300.00
रेकी से चिकित्सा कैसे करें? डॉ. देवेन्द्र	140.00	सूर्य रश्मि द्वारा चिकित्सा श्रीमती गुप्ता	70.00
एक्यूप्रेशर (प्राण–पद्धति) डॉ. पीयूष त्रिवेदी	150.00	चुम्बकीय चिकित्सा डॉ. पीयूष त्रिवेदी	70.00
सुजोक सिक्स–की चिकित्सा ★ मोदानी	250.00	सरल सुजोक चिकित्सा ★ के.के. मोदानी	220.00
सुजोक चिकित्सा का जादू ★ मोदानी	120.00	नाखून चिकित्सा ★ के.के. मोदानी	120.00
योग द्वारा सौंदर्य श्रीमती सुशीला गहलोत	120.00	एरोबिक्स टुडे श्रीमती सुशीला गहलोत	350.00
वास्तु सम्मत अपना घर कमलेश गुप्ता	250.00	एक कदम माँ बनने की राह पर डॉ. राजेश्वर, गाँधी	230.00
इनको भी आजमाइये डॉ. राजकुमारी गुप्ता	70.00	शरीर और सौन्दर्य डॉ. राजकुमारी गुप्ता	100.00
स्त्री एवं बाल रोग चिकित्सा डॉ. गुप्ता	80.00	किचिन क्वीन टिप्स डॉ. राजकुमारी गुप्ता	120.00
रूपनिखार डॉ. चौहान	100.00	जीरो एण्ड लो ऑयल प्राकृतिक आहार ★	150.00

घर का वैद्य सीरीज़

ग्वारपाठा डॉ. चौहान, डॉ. त्रिवेदी	50.00	मेवों द्वारा चिकित्सा डॉ. चौहान	50.00
गाजर, मूली और टमाटर डॉ. चौहान	50.00	लहसुन एवं प्याज डॉ. चौहान	50.00
हरड़ /बहेड़ा (प्रत्येक) डॉ. अनुराग विजयवर्गीय	50.00	गेहूँ के जवारे डॉ. सुरेन्द्र कपिल	50.00
आँवला डॉ. अनुराग विजयवर्गीय	50.00	तुलसी / अलसी (प्रत्येक) राजकुमारी गुप्ता	50.00
नीबू राजकुमारी गुप्ता	50.00	अदरक राजकुमारी गुप्ता	50.00
हल्दी और हींग राजकुमारी गुप्ता	50.00	गुणकारी केला शशिभूषण शलभ	50.00
शहद युगप्रभा रस्तोगी	50.00	प्राकृतिक स्वास्थ्य एवं सौन्दर्य डॉ. सुरेन्द्र कपिल	50.00
प्राकृतिक उपचार की विधियाँ डॉ. राजीव रस्तोगी	50.00	कब्ज़ की प्राकृतिक चिकित्सा डॉ. राजीव रस्तोगी	50.00

✲ श्रीमती मिथिलेश गुप्ता द्वारा लिखित:

कुकरी सीरीज़

शाकाहारी व्यंजन विधियाँ	220.00	दावतो–पार्टियों के मेन्यू राजकुमारी डोंगरा	90.00
सूप और सलाद	80.00	रसेदार सब्जियाँ	80.00
अनूठे राजस्थानी व्यंजन राजबाला सिंघी	80.00	रोटी, पराँठा, पूरी, कचौड़ी, नान–बाटी	80.00
एन.डी.डी.वाई. 1st Yr. सॉल्वड पेपर्स	80.00	सफल जीवन की राहें प्रो. राजेन्द्र गर्ग	100.00
हिंदी व्याकरण कामताप्रसाद गुरु	200.00	हिंदी साहित्य का इतिहास रामचंद्र शुक्ल	250.00

डॉ. नागेन्द्र कुमार नीरज

मधुमेह लाइलाज नहीं है	150.00	पेट के रोगों की प्राकृतिक चिकित्सा	130.00
मेरा आहार मेरा स्वास्थ्य-1	150.00	रक्ताल्पता की प्राकृतिक चिकित्सा	100.00
मेरा आहार मेरा स्वास्थ्य-2	150.00	असाध्य रोगों की सरल चिकित्सा	170.00
मेरा आहार मेरा स्वास्थ्य-3	150.00	प्राकृतिक चिकित्सा एवं योग	250.00
अनमोल मिट्टी के बोल ★	250.00		

ENGLISH BOOKS

Populars—Foods That Heal	Dr. Chauhan	350.00
Aloevera / Dry Fruits That Heal (New) ★	Dr. Chauhan, Dr. Trivedi	Each 75.00
Wheat Grass Juice	Dr. S. Kapil	75.00
Better Sight Without Glasses	Dr. R.S. Agarwal	75.00
Miracles of Naturopathy & Yogic Sciences	Dr. Nagendra K. Neeraj	400.00
Diabetes is Not Incurable (New) ★	Dr. Nagendra K. Neeraj	350.00
Miraculous Morning Walk	Dr. V.K. Narula	200.00
General English	R.P. Bhatnagar	100.00

★ नयी पुस्तकें

बॉक्स में लिखी पुस्तकें भारत सरकार द्वारा पुरस्कृत हैं

P.B.D पापुलर बुक डिपो के उपयोगी प्रकाशन

P.B.D पापुलर बुक डिपो द्वारा प्रकाशित मासिक स्वास्थ्य पत्रिका

डिस्कवर हैल्थ

के सदस्य आज ही बनें

त्रिवार्षिक सदस्यता 200/-
आजीवन सदस्यता 600/-

आपके आदेश की पुस्तकें V.P.P. पैकेट बनाकर, डाक द्वारा भेजने की सुविधा है।

बॉक्स में लिखित सभी पुस्तकों को भारत सरकार, स्वास्थ्य और परिवार कल्याण मंत्रालय, नई दिल्ली, द्वारा पुरस्कृत किया गया है।

समस्त पुस्तकों के आर्डर के लिये यहाँ पर लिखें:

P.B.D
पापुलर बुक डिपो
जी–15, एस.एस.टॉवर, धामाणी गली, चौड़ा रास्ता, जयपुर–3
0141-2325965
98290-89555
98292-55156
email: pbdjpr@rediffmail.com
www.pbdbooks.com

बिना किसी सूचना के समयानुसार मूल्य परिवर्तनीय है

● इससे पूर्व की मूल्य सूची निरस्त समझी जाये।